Mosaik bei
GOLDMANN

Buch

Warum nehmen manche Menschen einfach nicht ab? Bei vielen Diäten kommt es durch einseitige Ernährung zu einem Mineralstoffmangel. Der Stoffwechsel wird gedrosselt, die Gewichtsabnahme stagniert. Genau an dieser Stelle setzen die Autoren, Experten auf dem Gebiet ganzheitlicher Mineralstofftherapie, an. Übersichtlich und verständlich erklären sie die Vorgänge im Körper, zeigen die Wirkungsweisen der Schüßler-Salze und stellen ihr Konzept einer Eigenbehandlung mit positiven Nebenwirkungen nach Dr. Schüßler vor. Eine spezielle Mineralstoffmischung, wohltuende Tees und Bäder, ausgewogene Ernährung und leichte Bewegung kurbeln den Stoffwechsel an und garantieren Gewichtsverlust durch sanfte Entschlackung. Der umfangreiche Ernährungsteil mit Wochenplänen und über 100 Rezepten hilft, die Fettverbrennung auf einem hohen Niveau zu halten und dem Körper alle nötigen Mineralstoffe zuzuführen. So gelingt das Abnehmen ganz ohne knurrenden Magen. Man nimmt gesund ab und hält sein Gewicht dauerhaft.

Autoren

Thomas Feichtinger bewältigte eine schwere Krankheit unter anderem mit Hilfe der Mineralstoffe nach Dr. Schüßler. Er absolvierte zahlreiche Lehrgänge und eine Ausbildung in Gestalttherapie und Lebensberatung. Heute ist er in der Erwachsenenbildung tätig, macht Einzelberatungen und ist Vorsitzender der Gesellschaft für Biochemie nach Dr. Schüßler und Antlitzanalyse sowie deren Ausbildungsleiter.
Susana Niedan-Feichtinger studierte Pharmazie an der Universität Wien und ist Inhaberin der Adler Apotheke und der Adler Pharma®. Sie arbeitet insbesondere mit Bachblüten und Homöopathie und entwickelte spezielle eigene Produkte in der Heilweise nach Dr. Schüßler. Außerdem ist sie Referentin und Ausbilderin in der Gesellschaft für Biochemie nach Dr. Schüßler und Antlitzanalyse und hält Seminare zum Thema.
Beide leben in Zell am See.

Thomas Feichtinger
Susana Niedan-Feichtinger

Gesund abnehmen mit Schüßler-Salzen

Mosaik bei
GOLDMANN

Alle Ratschläge in diesem Buch wurden von den Autoren und vom Verlag sorgfältig erwogen und geprüft. Eine Garantie kann dennoch nicht übernommen werden. Eine Haftung der Autoren beziehungsweise des Verlags und seiner Beauftragten für Personen-, Sach- und Vermögensschäden ist daher ausgeschlossen.

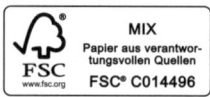

Verlagsgruppe Random House FSC-DEU-0100
Das für dieses Buch verwendete FSC®-zertifizierte Papier *Classic 95*
liefert Stora Enso, Finnland.

2. Auflage
Vollständige Taschenbuchausgabe Dezember 2010
Wilhelm Goldmann Verlag, München,
in der Verlagsgruppe Random House GmbH
© 2002, 2008 Karl F. Haug Verlag in
MVS Medizinverlage Stuttgart GmbH & Co. KG., Stuttgart
Umschlaggestaltung: Uno Werbeagentur, München
Umschlagillustration: Getty Images/Henry Arden/Cultura
Redaktion: Jutta Martini
Bildrecherche: Elisabeth Franz
Satz: Buch-Werkstatt GmbH, Bad Aibling
Druck und Bindung: GGP Media GmbH, Pößneck
CB · Herstellung: IH
Printed in Germany
ISBN 978-3-442-17149-1

www.mosaik-goldmann.de

INHALT

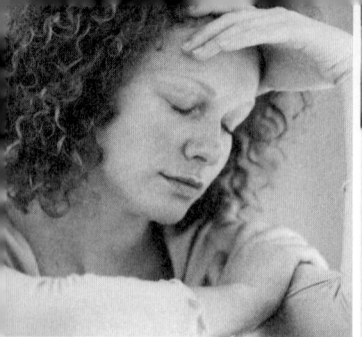
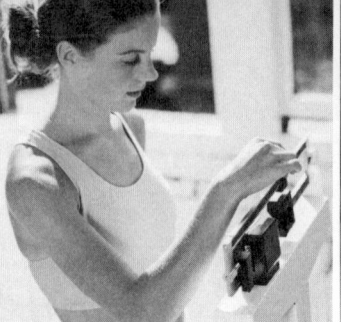
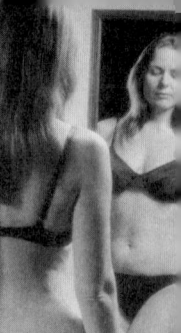

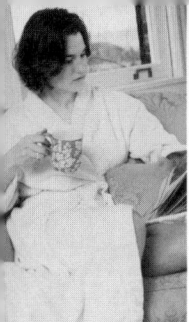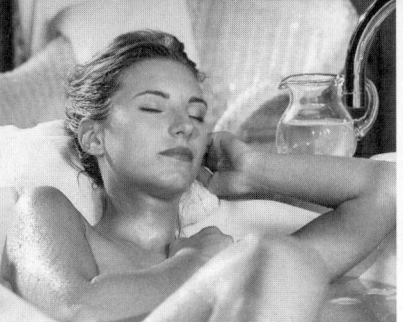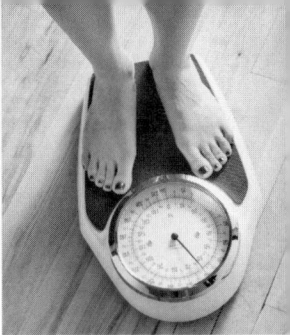

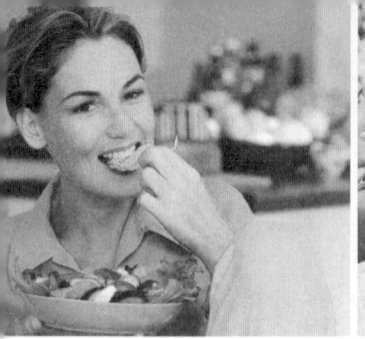
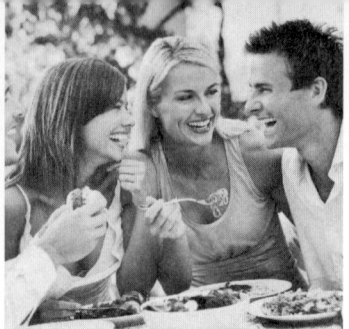
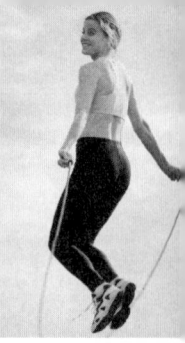

LIEBE LESERIN, LIEBER LESER!

Wenn Sie dieses Buch zur Hand nehmen und zu lesen beginnen, wird es wahrscheinlich nicht das erste sein, das sich mit dem Abnehmen beschäftigt. Und wahrscheinlich werden Sie sich schon öfter gedacht haben: »Wie bekomme ich nur mein verflixtes Gewicht unter Kontrolle?« Hinauf geht es ja ganz einfach, aber herunter, das ist schon häufig ein schwieriges, langwieriges und zähes Unterfangen.

Immer mehr Menschen leiden unter einem zu hohen Gewicht, was sich in vielerlei Beschwerden auswirkt, wie Bewegungseinschränkung, Gelenkproblemen, Atemnot, aber auch regelrechten Erkrankungen wie Zuckerkrankheit, Herzinfarkt oder Sklerose.

Da Menschen, die unter einem zu hohen Gewicht leiden, wissen, dass ihre Gesundheit gefährdet ist, versuchen sie immer wieder, es zu reduzieren. Die Wege, die dabei beschritten werden, sind nicht immer einwandfrei. So mancher Versuch, das eigene Gewicht abzubauen, endet nach anfänglichen Erfolgen in einer unstillbaren Fresssucht. Es ist nachher schlimmer als zuvor.

Doch viele haben bei dem Versuch, ihr Gewicht zu reduzieren, die größten Anstrengungen unternommen, lange Zeit fast nichts mehr gegessen und trotzdem fast nicht abgenommen. Ja, am Ende der Bemühungen sind sie im so genannten Jo-Jo-Effekt gelandet und nahmen wieder zu, was sie sich mit größter Mühe abgerungen hatten.

Manche Menschen nehmen aus ihnen unerfindlichen Gründen zu, haben auf einmal 10, ja 15 Kilogramm mehr Gewicht und wissen nicht, wie es dazu gekommen ist. Auch wenn sie sich noch so große Mühe geben, sie können weder den Prozess durchschauen, der zu dieser Gewichtszunahme geführt hat, noch schaffen sie es, dieses zusätzliche Gewicht wieder zu reduzieren. Auch wenn keine gesundheitlichen Störungen vorliegen, was ärztlich abgeklärt sein muss.

Hinter vielen Vorgängen rund um die Gewichtszu-, aber auch -abnahme stecken Zusammenhänge, die dieses Buch aufklären möchte. Dabei geht es um die Dickleibigkeit durch Fettansammlung, durch Eiweißanhäufung oder durch Schadstoffeinlagerung in das Gewebe. Meistens wird nicht einmal zwischen diesen drei verschiedenen Arten von Dickleibigkeit unterschieden, sondern nur ausschließlich das Fett bekämpft. Es wird aus der gesamten Nahrung gestrichen, und man ist sehr enttäuscht, wenn es nicht zum gewünschten Erfolg führt. Die Verarmung an Fett führt nicht nur zum kosmetischen Problem der Faltenbildung der Haut, sondern auch zu großen Problemen in den Biomembranen, die auf die Zufuhr von essentiellen Fettsäuren besonders angewiesen sind. Also muss man die Fettproblematik sehr differenziert und vor allem qualifiziert betrachten.

Hinter vielen vordergründig nicht durchschaubaren Vorgängen verstecken sich auf einer tieferen Ebene Mängel in den Betriebsstoffen, die der Körper dringend benötigen würde. Werden sie ihm nicht zur Verfügung gestellt, kann er bestimmte Stoffe, wie eben Fett oder Eiweiß, nicht mehr richtig verarbeiten und muss sie anlagern, was zur Gewichtsvermehrung führt.

In diesem Buch werden Sie neue Betrachtungsweisen kennen lernen, die anderen Ernährungsratgebern fehlen. Denn wir beurteilen das Übergewicht aus dem Blickwinkel der dahinter liegenden Mineralstoffmängel.

Die Biochemie nach Dr. Schüßler liefert für manche scheinbar undurchschaubaren Abläufe neue Zugänge, die verblüffend und vor allem auch sehr naheliegend sind. Erst wenn die Zusammenhänge klar sind, leuchten die notwendigen Maßnahmen ein und werden mit entsprechender Konsequenz verfolgt. Auch der Erfolg bleibt dann nicht aus!

Aus dem Verständnis der Zusammenhänge heraus und durch die Anwendung der entsprechenden Möglichkeiten, die Ihnen in diesem Buch vorgestellt werden, wird es Ihnen gelingen, ohne gesundheitliche Beeinträchtigung Ihr Gewicht unter Kontrolle zu bekommen.

Wir wünschen Ihnen dabei viel Erfolg!

Thomas Feichtinger
Susana Niedan-Feichtinger

VORWORT

Übergewicht ist eine Erscheinung der Zivilisation und steht in einem ursächlichen Zusammenhang mit dem Auftreten vieler Krankheiten.

Den Anteil an übergewichtigen Erwachsenen schätzt man auf etwa 30 bis 40 Prozent der Bevölkerung. Ursache dafür ist eine Ernährung, die dem Menschen mehr Energie zuführt, als er pro Tag verbrennt. Dieses Zuviel wird dann unter anderem in Fett umgewandelt und gespeichert. Neben psychischen Komponenten, die einen unstillbaren Hunger verursachen können, spielt aber auch die persönliche Konstitution eine Rolle. Nach dem Verhalten übergewichtiger Menschen kennen wir Konsumesser, Abendesser, Fernsehesser, Resteverwerter, Stressesser, Frustesser, Gewohnheitsesser, aber auch Übergewicht durch Alkoholgenuss.

Die Krankheiten, die eindeutig mit Übergewicht in Verbindung stehen, sind hoher Blutdruck, Herzerkrankungen, Arteriosklerose, Typ-II-Diabetes, Herz-Kreislauf-Versagen. Weiter wird durch Übergewicht das Knochengerüst überlastet, was zum Ansteigen von chronischen Gelenkproblemen, Wirbelsäulenschäden und Fußfehlformen führt.

Noch bevor es so weit gekommen ist, dass Erkrankungen auftreten, ist es sinnvoll, sein Körpergewicht im Rahmen einer ausgewogenen Energiebalance zu regulieren und im Sinne einer aktiven Gesundheitsvorsorge ernsthaft daranzugehen, dieses Problem zu bewältigen.

Abnehmen setzt Konsequenz in der Nahrungsumstellung voraus. Es gibt aber auch Menschen, die trotz aller Diäten nur sehr wenig abnehmen können beziehungsweise die nach einer gewissen Zeit wieder zunehmen – oft mehr als zuvor.

Dahinter steckt sicher, dass sich im Fettgewebe verschiedene Abbauprodukte, Stoffwechselendprodukte und belastende Stoffe aus der Umwelt eingelagert haben. Daher ist die Reinigung von diesen den Körper belastenden Stoffen eine Voraussetzung dafür, dass das Abnehmen überhaupt gelingt.

Die Reinigung der Körpergewebe insgesamt ist wichtig für Personen, die unter Allergien, Ekzemen oder einem schwachen Immunsystem leiden. Wenn die Reinigung des Körpers beachtet und betrieben wird, ist davon auszugehen, dass der Mensch widerstandsfähiger wird. Dann bleibt der gefürchtete Jo-Jo-Effekt aus. Denn dauerhaftes Abnehmen und nicht eine Gewichtsschaukel von einem Extrem ins andere ist das Ziel.

Die Mineralstoffe nach Dr. Schüßler bieten eine Möglichkeit, dauerhaft abzunehmen und dabei den Körper zu entgiften, zu entschlacken und damit zu reinigen. Begleitet wird unsere Empfehlung von einem basischen Mineralstoffbad und einer Stoffwechselteemischung sowie einem Ernährungsplan, der sicherstellt, dass Sie nicht hungern müssen. Beachtet werden muss natürlich, dass auch für ausreichend Bewegung gesorgt ist.

Durch diese Maßnahmen kommt wieder Lebensfreude in

Ihren Alltag und Wohlbefinden ist die Folge. Denn nicht nur schlank, sondern auch gesund, vital und aktiv zu sein, das ist unser Wunsch für Sie, und dabei wollen wir Ihnen helfen.

Mag. pharm. Susana Niedan

EINLEITUNG

Wenn über einen längeren Zeitraum stetig Gewicht zugelegt wird, ist es wichtig, einen Arzt aufzusuchen, um abzuklären, ob Schilddrüsenstoffwechsel, Zuckerstoffwechsel, Hormonstoffwechsel und andere wichtige Stoffwechselfunktionen des Körpers in Ordnung sind. Im Falle einer Erkrankung oder Störung muss man nach der Ursache forschen.

Wenn Sie jedoch klinisch gesund sind und trotzdem ununterbrochen zunehmen oder nicht abnehmen können, dann ist dieses Buch genau das Richtige für Sie!

Ursachen für die Gewichtszunahme

Manche Menschen, die unter keinerlei Gewichtsproblemen leiden, haben für die Ursache der Gewichtszunahme bei anderen die simple Anwort parat: »Du isst zu viel!« Doch es gibt genug Menschen, die können noch so viel essen, sie nehmen einfach nicht zu – andere dafür umso mehr!

Das allein also kann der Grund wohl nicht sein. Obwohl zu viel Essen auf jeden Fall einen Anteil an der Gewichtszunahme bei jenen hat, die das Essen nicht richtig verdauen beziehungsweise verarbeiten können. Bei ihnen fehlen entweder bestimmte Betriebsstoffe, oder es werden zu wenig Anforderungen an die körperliche Betätigung gestellt, so dass viel zu wenig Energie verbraucht wird im Verhältnis zu der Menge, die sie essen.

Warum Menschen zu viel essen, das ist die Frage! Es gibt einerseits körperlich bedingte, also äußere Ursachen, und andererseits mehr innerlich bedingte, also so genannte »seelische« Komponenten.

Äußere Ursachen

Viele Menschen essen noch immer so viel, als wären sie auf der Jagd oder als müssten sie durch schwerste Arbeit im Ackerbau

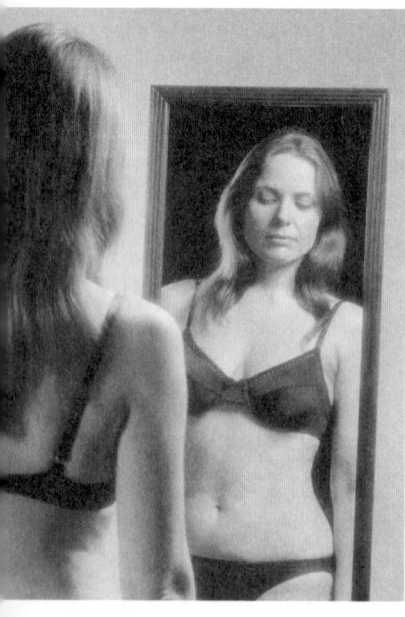

den notwendigen Lebensunterhalt heranschaffen. Aber sie sitzen am Schreibtisch. Bei dieser Art von »Betätigung« benötigt der menschliche Körper einfach nicht mehr so viel und vor allem eine »andere« Nahrung.

Mit die am veränderungsresistentesten Gewohnheiten im Leben des Menschen sind seine Ernährungsgewohnheiten. Sowohl die Menge des Essens als auch die Zusammensetzung und die Essensdauer – alle diese Faktoren werden als Kind in der Familie trainiert. Schließlich werden sie ganz selbstverständlich als eigene empfunden und dann in der eigenen Familie weitergegeben. Das führt zu bestimmten Essgewohnheiten.

Bei einer einseitigen Ernährung sind bestimmte Mängel vorprogrammiert. Wie wir in den weitergehenden Ausführungen noch sehen werden, führen außerdem bestimmte Mängel dann zu einem sehr starken Bedürfnis, das fast als eine Art Sucht bezeichnet werden kann. Als Beispiel kann hier der weitverbreitete Schokoladenhunger angeführt werden, der manche Menschen noch um 22 Uhr abends zwingt, eine Tankstelle aufzusuchen.

»Mutters Küche« ist auch heute noch ein Ausdruck für eine gute Qualität des Essens. Nicht umsonst heißt ein sehr wahrer Satz: »Nicht die Krankheiten werden vererbt, sondern die Kochbücher.«

Ernährungsgewohnheiten gibt es aber nicht nur für eine Familie, sondern für ganze soziale Schichten. Als Beispiel möge hier der übertriebene Genuss von Eiweißprodukten dienen. Heute werden die Kühe zu Hochleistungsproduzenten für Milch herangezüchtet. Diese Milch muss aber auch an die Frau beziehungsweise den Mann gebracht werden. Die gesamte Werbemaschinerie samt der ihr angeschlossenen Werbepsychologie versucht nun uns einzureden, dass Eiweißprodukte gesund seien. Doch es geht hier nicht nur um Milchprodukte als Eiweißlieferanten. Auch der Fleischkonsum ist enorm gestiegen, was viele belastende Probleme nach sich zieht und vielen Zivilisationskrankheiten den Boden bereitet hat. Einerseits meiden viele Menschen oft jedes Gramm Fett, weil sie glauben, damit könnten sie eine Gewichtszunahme vermeiden, was ein völliger Irrglaube ist. Andererseits wird dem Körper so viel Eiweiß zugemutet, dass er es gar nicht mehr verarbeiten kann. Er muss es irgendwo ablagern, was sich dann unter anderem als Orangenhaut bemerkbar macht.

Dick machende Nahrungsmittelindustrie

Als eine der entscheidendsten Ursachen für die wachsende Gewichtszunahme der Menschen betrachten wir die industrielle Veränderung der Nahrung, sowohl der Agrar- als auch der Nahrungsmittelndustrie. Hauptsächlich geht es dabei um die Zerstörung der natürlichen Zusammensetzung, vor allem hinsichtlich der Mineralstoffe. Dadurch hat der Körper nicht mehr alle jene Betriebsstoffe zur Verfügung, die zur Verarbeitung gerade dieser Speisen vonnöten wären.

Alle Maßnahmen der Agrarindustrie wie Düngen und Spritzen, und alle Maßnahmen der Nahrungsmittelindustrie wie Denaturieren, Isolieren, Erhitzen, Konservieren, Präparieren und Färben haben unsere Nahrung entscheidend verändert. Das hat großen Einfluss auf unser Gewicht. Aber nicht nur auf das Gewicht, bei vielen auch auf die Gesundheit.

Eine Ernährung, bei der Fleisch und Weißmehl Energiequelle Nummer eins sind, beansprucht die Verdauungstätigkeit des Körpers nur ungenügend – da wird der Darm träge im wahrsten Sinn des Wortes! Verdauungsprobleme sind die Folge und die belasten sehr viele Menschen. Wir sollten darauf achten, genügend faserstoffreiche Kost zu uns zu nehmen. Pflanzliche Lebensmittel wie Vollkornprodukte, Gemüse und Kartoffeln sollten zwei Drittel der Nahrung ausmachen, höchstens ein Drittel Eiweiß. Dadurch wird eine Überversorgung mit Eiweiß vermieden. Abgesehen davon sollte pflanzliches Eiweiß bevorzugt werden. Es ist vor allem in Hülsenfrüchten enthalten und wird langsam aufgenommen, denn der Körper muss die Zellen erst zerlegen, um an das Eiweiß heranzukommen. So kommt es zu einem erwünschten Verdauungswiderstand.

Durch immer mehr chemische Zusätze in unserer Nahrung nimmt die Aufnahme all dieser sehr belastenden Schadstoffe erheblich zu. Die Deponien im Körper sind voll, ja übervoll, so dass es teilweise zu extremen Reaktionen kommt, wie die moderne Forschung der Humantoxikologie berichtet. Viele Menschen leiden unter einer kompletten Verschlackung ihres Körpers, was sich unter anderem in der Zunahme von Allergien und Hautkrankheiten zeigt. Auf das Thema Schlacken und Schadstoffe im Körper wird im Kapitel »Übergewicht als Folge von Stoffwechselblockaden« (siehe Seite 70 ff.) ausführlich eingegangen.

Süßes nach dem Essen?

Die süße Nachspeise nach dem Essen ist für viele ein Muss, obwohl sie wissen, dass sie für ihr Gewicht nichts Gutes tun. Dabei handelt es sich um einen Ernährungsfehler, der leicht zu beheben wäre. Das Bedürfnis nach dem »dolce«, wie es im Italienischen heißt und auch dort nicht umsonst weitverbreitet ist, entsteht nämlich durch einen leichten Unterzucker (Hypoglykämie) im Blut. Werden Kohlenhydrate wie Nudeln, Knödel oder dergleichen gegessen, dann werden diese über Stärke in Zucker abgebaut. Damit aber der Zucker im Körper verarbeitet werden kann, muss Insulin von der Bauchspeicheldrüse bereitgestellt werden. Werden allerdings Kohlenhydrate im Übermaß gegessen, wird Insulin ein wenig zu früh in die Blutbahn ausgeschüttet, so dass vorübergehend der Blutzucker sinkt. Das erzeugt dann das bekannte Verlangen nach der süßen Nachspeise – und das ist bekanntlich für die schlanke Linie nicht gerade förderlich.

Innere Ursachen – Essverhalten

Luther hat mit seinem für heutige Zeiten harten Spruch: »Warum rülpset und furzet ihr nicht, hat's euch denn nicht geschmecket?« einen wahren Kern getroffen. Es ist letztlich für das Menschenkind völlig unbegreiflich, dass das, was beim Säugling höchst willkommen ist, nämlich das so genannte »Bäuerchen«, später unanständig sein soll. Was die Ausscheidung der Gase auf dem rückwärtigen Weg betrifft, ist ja die »öffentliche« Ablehnung noch viel größer; der Schaden aber mindestens ebenso groß. Gerade die verschlackten Winde müssten raus, damit der Körper entlastet wird. Es sollten eben der richtige Ort und die rechte Zeit gefunden werden, nur rigoros zu unterdrücken führt auf Dauer zu Schäden.

Gewohnheitsesser

Wie oft hat das Kind gehört: »Hat Mama extra für dich gekocht. Dann wirst du es doch brav aufessen.« – Wenn's dann nicht mehr so schnell geht, kommt ein Löffel für den Papa, einer für die Mama und so weiter. Unter Umständen kommt das Flugzeug herangebraust, das aus dem letzten Urlaub, und wie all die Tricks sich darstellen mögen, um noch einen Löffel in das Kind hineinzumanipulieren.

Eine der problematischsten Formulierungen betrifft die Zuneigung zu dem, der gekocht hat: »Wenn du mich lieb hast, wirst du doch alles aufessen.« – Genauso problematisch: »Was auf den Tisch kommt, wird gegessen.« – Und verflucht heimtückisch ist der immer wieder gehörte Satz: »Wie beim Essen, so bei der Arbeit.«

Irgendwann lernt das heranwachsende Kind, sein eigenes Hungergefühl zu übergehen, und richtet sich mit der Menge des Essens nach den sozialen Umständen. Außerdem wird es mit der Zeit alles so hinunterschlingen wie die Erwachsenen und nicht mehr auf das natürliche Sättigungsgefühl warten, das sich nach 15 bis 20 Minuten einstellt. Der Magen wird regelrecht überfallen und hat gar keine Zeit mehr, die erfolgte Sättigung »nach oben« zu melden.

Deshalb sei hier noch einmal die Forderung nach dem langsamen Essen und guten Kauen aufgestellt. Zwischen den Gängen sollten Pausen gemacht werden, eben die schon erwähnten 15 Minuten. Und es sollte vor allem zu Beginn etwas Rohes, noch mit einem lebendigen Energiefeld Verbundenes gegessen werden: Obst, rohes Gemüse, Salate.

Resteverwerter

Die Auswirkungen der oben beschriebenen Erziehung sind fatal. Der Erwachsene spürt nämlich den unterschwelligen Druck der Person nicht mehr, die ihn in seiner Jugend in dieser Richtung mit entsprechend unterdrückenden beziehungsweise drohenden Mechanismen manipuliert hat. Er sieht letztlich nur den Rest auf dem Vorlegeteller oder auf seinem eigenen und muss »brav« aufessen.

info   Nein zu sagen, muss gelernt und geübt werden,
ebenso wie das »Bis hierher und nicht weiter«.

Wenn jemand versucht ist, wegen seiner Erziehung diesen Mechanismen zu erliegen, ist das Erlernen der Abgrenzung von höchs-
ter Dringlichkeit. Vor allem die Angst, dass eine gute Beziehung
wegen dem Nicht-aufessen in die Brüche geht, muss überwunden
werden! Wir essen doch nur mit uns lieben Menschen. Und die
halten unseren Rest auf dem Teller schon aus!

Kummeresser – Frustesser
Manche Menschen beginnen bei übergroßer Belastung und Erschöpfung mit übermäßigem Essen. Das soll dann Energie spendend
wirken, was aber meistens nicht der Fall ist, sondern nur den Um-
fang vergrößert. Auf diesen Punkt wird ausführlicher im Abschnitt
»Übertriebene Bedürfnisse« (siehe Seite 105 ff.) eingegangen.

Allerdings besteht auch die Möglichkeit, dass Enttäuschungen
und Einsamkeit zu übermäßigem Essen führen – der so genannte Frust, der die Körperfülle wachsen lässt.

Stressesser – Lustesser
Genau derselbe Effekt kann bei starkem Stress entstehen. Auch
dann stopft mancher gedankenlos etwas in sich hinein, ohne auf
Qualität oder Auswirkung auf den Körper zu achten.

Zu guter Letzt seien auch noch die Menschen angeführt, für die
Essen einen Lustgewinn bedeutet, die so genannte orale Befrie-

digung. In diesem Fall wird es sehr schwer sein, ohne Arbeit an den inneren Ursachen einen dauerhaften Erfolg zu erzielen.

Konsequenzen für das Bestreben nach Gewichtsreduktion

Insgesamt gibt es viele Ursachen für Dickleibigkeit, die genauer betrachtet werden müssen. Im Grunde will dieses einführende Kapitel einen Hinweis darauf geben, dass es meistens zu wenig ist, beim Versuch abzunehmen nur auf die körperliche Ebene zu schauen. Häufig haben die seelischen Strukturen einen erheblichen Einfluss auf das körperliche Geschehen, und es entsteht eine

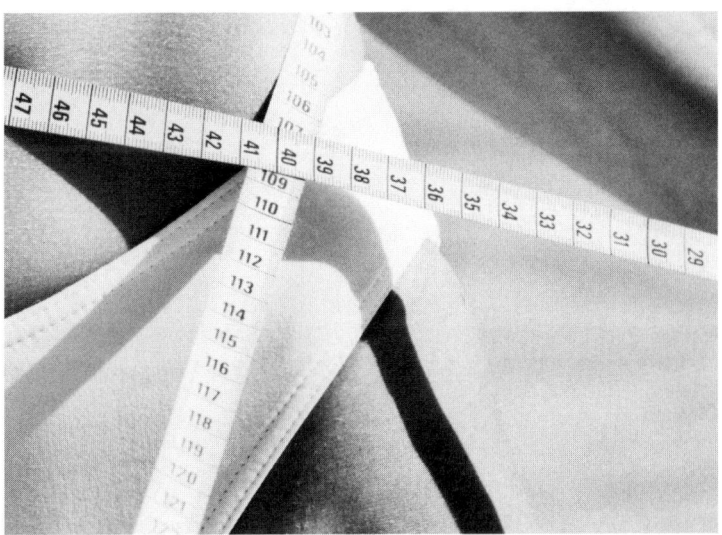

Eigendynamik auf der körperlichen Ebene mit den entsprechenden Folgen. Diese Eigendynamik führt allein durch das Umstellen der seelischen Ebene nicht mehr zum Erfolg! Es müssen auch Mechanismen überwunden werden, die schon automatisch ablaufen, unbewusst, man muss ihnen auf die Schliche kommen.

In diesem Buch wird aber vor allem auf die körperliche Ebene eingegangen, besonders hinsichtlich des Mineralstoffhaushaltes entsprechend der Erfahrungsheilweise der Biochemie nach Dr. Schüßler. Für die anderen Ebenen müsste man sich einen erfahrenen Gesprächspartner suchen oder andere Hilfestellungen in Anspruch nehmen.

Biochemie nach Dr. Schüßler

Die Biochemie nach Dr. Schüßler kann dabei helfen, langfristig das Gewicht zu reduzieren und zu stabilisieren. In diesem Kapitel werden die wichtigsten Zusammenhänge zum Abnehmen erläutert. Außerdem erfahren Sie, wie und welche Mineralstoffe bei Reaktionen und gesundheitlichen Störungen eingesetzt werden.

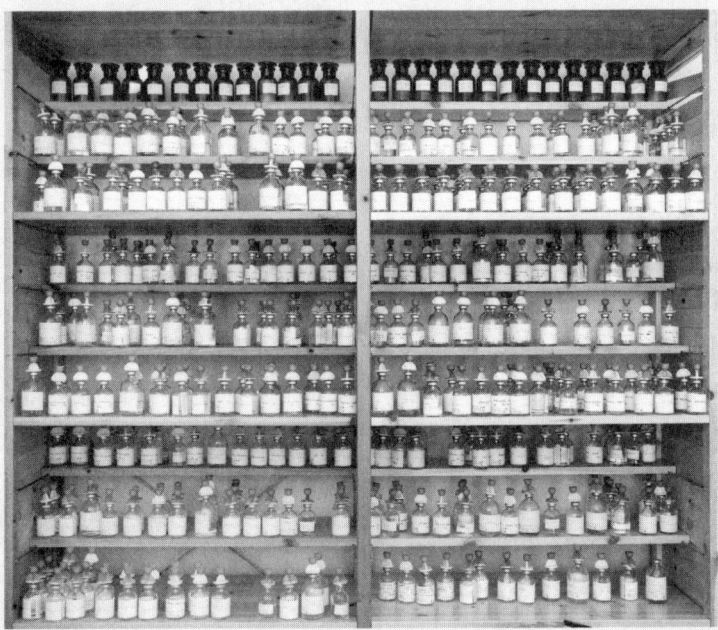

GRUNDLAGEN DER BIOCHEMIE NACH DR. SCHÜSSLER
Die wichtigsten Kennzeichen der Heilweise kurz gefasst.

Dr. Wilhelm Heinrich Schüßler hat in den Jahren 1869 bis 1873 eine nach ihm benannte Heilweise entwickelt: die Biochemie nach Dr. Schüßler. Sie ist die einzige Naturheilweise, die zwischen dem Mineralstoffhaushalt innerhalb und außerhalb der Körperzelle unterscheidet. Sie wurde lange Zeit in ihrer Bedeutung verkannt, doch in den letzten Jahren erleben wir eine Rehabilitierung.

Mikro- und Makrobereich der Mineralstoffe

Wir müssen also zwischen zwei Mineralstoffbereichen unterscheiden, dem innerhalb der Zelle und dem außerhalb. So wurde festgestellt, dass sich in der Zelle viel mehr Kalium befindet als außerhalb. Aber das Verhältnis zwischen beiden Kaliumwerten wird immer auf ein bestimmtes Konzentrationsverhältnis eingestellt. Umgekehrt ist es mit Natrium. Davon befindet sich viel mehr außerhalb als innerhalb der Zelle, aber wiederum in einem bestimmten physiologischen Verhältnis.

Der Bereich außerhalb der Zelle kann ohne weiteres mit relativ hohen Mineralstoffgaben versorgt werden. In diesen Bereich gehören die Elektrolytgetränke, die vielen Mineralstoffpräparate und ebenso die Mineralwässer.

Kinder haben jedoch oft Probleme mit einer anspruchsvollen, vollwertigen Form der Ernährung. Denn der Körper wendet sich durch Mineralstoffmängel zu Nahrungsmitteln hin, die wenig Verdauungswiderstand bieten, also schnell verdaut sind, aber wenig Nährwert besitzen. Leider muss festgestellt werden, dass durch die moderne Bewirtschaftung der Böden grundsätzlich kein optimaler Mineralstoff- und Spurenelementgehalt mehr in den Lebensmitteln vorzufinden ist.

> **info** Am besten wird der Körper mit Mineralstoffen außerhalb der Zelle durch eine ausgewogene Ernährung versorgt.

Gesundes Essen soll Vergnügen bereiten und alle Sinne ansprechen. Das ist möglich! Kinder sollten nicht den Eindruck bekommen, gesundes Essen könne nicht gut schmecken. Nur aus einem schmackhaften Essen kann der Organismus die für ihn wichtigen Stoffe herausziehen. Die Frage, die sich bei weiterer Beschäftigung mit den Mineralstoffen stellt, ist die nach der Steuerung des Mineralstoffhaushaltes. Dazu müssen wir nun den Bereich innerhalb der Zelle hinzunehmen.

Einfluss auf den Stoffwechsel

Die Zelle ist von einer Flüssigkeit umgeben, der Zwischenzellflüssigkeit (Interzellularflüssigkeit), welche die von der jeweiligen
Zelle benötigten Stoffe anbietet. Die Zellen haben je nach ihrem
Aufgabengebiet und ihrer Zugehörigkeit zu einem Zellverband
unterschiedliche Bedürfnisse. Eine Zelle im Herzmuskel hat einen anderen Bedarf an Mineralstoffen als Nierenzellen oder gar
Knochenzellen.

Werden der Zelle über die Zwischenzellflüssigkeit nicht genügend Mineralstoffe für ihren sehr anspruchsvollen Betrieb angeboten, erleidet sie auf Dauer einen Mangel. Ein Mangel kann aber
auch auftreten, wenn von einem bestimmten Mineralstoff vermehrt verbraucht wird, um einen Reiz zu beantworten.

Beispiel: Hautzellen verlieren an der Hautoberfläche viele Betriebsstoffe, wenn sie intensiver Sonneneinstrahlung ausgesetzt
sind. Den dadurch verursachten Mangel spüren vor allem Kinder,
wenn sie sich der Sonne unvernünftig ausgesetzt haben, eventuell
sehr stark in einem Sonnenbrand. In einem solchen Fall müsste
man sich bemühen, die Zellen mit den verloren gegangenen Mineralstoffen zu versorgen, damit der Mangel und damit auch die
Schmerzen bald wieder behoben sind.

info   Aus der neueren Forschung wissen wir, dass der
Zellstoffwechsel ausschließlich auf der molekularen Ebene
stattfindet.

Steuerung des Mineralstoffhaushaltes

Wenn die Zellen gut mit Mineralstoffen versorgt sind, erzeugen sie ein ihnen eigenes Schwingungsfeld. Alle Organe und Körperteile zusammen ergeben ein körpereigenes Schwingungsfeld. Von diesem Schwingungsfeld wird der Mineralstoffhaushalt außerhalb der Zellen gesteuert und gebunden.

> **info** Alle Herzzellen haben die gleiche Schwingung und erzeugen zusammen das Energie- beziehungsweise Schwingungsfeld des Herzens. Das kann beispielsweise über die Akupunktur an den entsprechenden Herzpunkten festgestellt werden.

Verarmt die Zelle an einem bestimmten Mineralstoff und ist dadurch das physiologische Verhältnis zu dem gleichen Mineralstoff außerhalb der Zelle gestört, so wird der Organismus so viele Mineralstoffe außerhalb der Zelle aus dem laufenden Betrieb ausscheiden oder in Deponien ablagern, bis das physiologisch notwendige Gleichgewicht wieder erreicht ist. So führt der Mangel innerhalb der Zelle zu einem Mangel außerhalb der Zelle, wodurch der Mineralstoffbestand des Körpers insgesamt abgesenkt wird.

Wenn jetzt Mineralstoffe außerhalb der Zelle zugeführt werden, kann der Körper sie nicht in seinen Betrieb integrieren, da sich im Inneren der Zelle nichts verändert hat. Der Mangel dort wurde nicht behoben und das physiologische Gleichgewicht erfordert eine ausreichende Versorgung außerhalb und innerhalb der Zellen. Der Mensch kann also den Mineralstoff außerhalb der Zelle dann nicht »festhalten« beziehungsweise steuern. Der Körper scheidet ihn wieder aus oder lagert ihn in Form von Steinen ab, zum Beispiel als Kalziumsteine in den Nieren.

Das physiologische Gleichgewicht von Mineralstoffen innerhalb und außerhalb der Zellen ist besonders bedeutsam für unseren Stoffwechsel. Heute müssen wir nicht nur den Mineralstoffbereich außerhalb der Zellen einbeziehen, sondern auch den Bereich der Vitamine, der bioaktiven Pflanzenstoffe, der Aminosäuren, der essentiellen Fettsäuren und Antioxidanzien. Sie sollten unterstützend zu den Schüßler-Salzen eingenommen werden, wenn die Mängel überaus stark oder chronisch sind. Dem ganzheitlichen Wirkungsbereich der jeweiligen Schüßler-Salze entsprechend, mit einer ebenso ganzheitlich zusammengestellten Nährstoffkombination für jedes Salz, ist die Adler Ortho Produktserie seit kurzem im Handel erhältlich[*].

Die Entdeckung Dr. Schüßlers

Dr. Wilhelm Heinrich Schüßler lebte von 1821 bis 1898 und war praktizierender Arzt. Er suchte ein einfaches Heilverfahren, das allen Menschen zugänglich sein und die Leiden der Menschen verständlich machen sollte. Für ihn war es von großer Bedeutung, dass der Mineralstoffhaushalt insgesamt ausgeglichen ist, dass also auch die Zellen versorgt werden.

Aber ganz so einfach war die Sache dann doch nicht. Wie sollten die Mineralstoffe in das Innere der Zelle gelangen? Dr. Schüß-

---

[*] Adler Ortho Kapseln: Nr. 1 bis Nr. 12

ler wusste noch nichts von den mikrobiologischen Forschungen eines Professor Stephen Vincent, der vor einigen Jahren feststellte, dass der Stoffwechsel der Zelle ausschließlich auf der molekularen Ebene stattfindet. Dr. Schüßler erkannte schon damals, dass zu intensive Gaben von Mineralstoffen für die Zelle problematisch sein können: »Um Schaden zu verhüten und um die Mittel aufnahmefähig für die Zelle zu machen, müssen dieselben potenziert (verdünnt) werden.«

Die besondere Zubereitung der Dr. Schüßler-Mineralstoffe

Dr. Schüßler fand durch seine Ausbildung als Homöopath und durch Beobachtung seiner Patienten genau die Verdünnungen heraus, die notwendig sind, damit die Stoffe bis in die Zelle hinein gelangen können. Dazu verwendete er das ihm bekannte Verfahren der Potenzierung. Die Mineralstoffe nach Dr. Schüßler werden also nicht potenziert, um homöopathische Mittel herzustellen, wie leider viele lange Zeit geglaubt haben. Sondern einfach deshalb, um die Wirkstoffmoleküle in der Trägersubstanz zu vereinzeln beziehungsweise zu verdünnen. Sie liegen dann als einzelne Moleküle im Milchzucker vor und können vom Körper über die Mundschleimhäute aufgenommen und quasi als eigene Betriebsstoffe sofort in den Betrieb des Körpers eingegliedert werden. Allerdings musste sich Dr. Schüßler noch nicht mit einer industriell veränderten Nahrung auseinandersetzen, die lange nicht mehr alle Stoffe enthält, die der Körper unbedingt benötigt.

Wer sich mit einer ungesunden Ernährung schwere Mängel zugefügt hat, kann sie nicht über die Schüßler-Salze auffüllen, wenn das auch immer wieder behauptet wurde. Das ist ein häufiger und berechtigter Kritikpunkt bei der Beurteilung der Heilweise von Dr. Schüßler gewesen. Deshalb ist es so wichtig, die Heilweise zu verstehen. Der Kalziumbedarf eines menschlichen Körpers kann nicht allein mit Schüßler-Salzen befriedigt werden. Dazu sind viel größere Mengen erforderlich. Die Mineralstoffe nach Dr. Schüßler sind für den Bedarf der Zelle eingerichtet. Deshalb ist bei ihnen die Anzahl der Moleküle, also die Qualität, wichtig und nicht die Quantität.

Aus der Praxis

Wenn also ein an Osteoporose Erkrankter einen gravierenden Kalziummangel aufweist, dann ist sehr wohl ein hochdosiertes Kalziumpräparat notwendig*. Aber bei der Steuerung dieser Mineralstoffmengen hilft Calcium phosphoricum Nr. 2 von Dr. Schüßler.

Die Mineralstoffe nach Dr. Schüßler sind in Milchzucker, der idealen Trägersubstanz, fein verteilt vorhanden. In der normalen Verdünnung, die der D 6 entspricht, kommt ein Gramm Wirkstoff auf eine Tonne Mineralstofftabletten. In der höheren Verdünnung der Mineralstoffe, der D 12, kommt ein Gramm Wirkstoff auf eine Million Tonnen Milchzucker. Aber es sind immerhin noch ungefähr 120 Millionen Wirkstoffmoleküle in einer Tablette.

---

* Oder noch besser Adler Ortho Nr. 2, in dem nicht nur Kalzium enthalten ist, sondern die für den Einbau des Kalziums wichtigen zusätzlichen Nährstoffe.

Wer sich mit Schüßler-Salzen beschäftigt, muss sich um die Potenz (Verdünnung) nicht kümmern. Dr. Schüßler hat sie selbst festgelegt: Calcium fluoratum Nr. 1, Ferrum phosphoricum Nr. 3 und Silicea Nr. 11 werden in D 12 und die übrigen Basismittel in D 6 genommen. Die Erweiterungsmittel, alle nach dem Tod Dr. Schüßlers gefundenen Mineralstoffverbindungen, die zum ständigen Bestand des Körpers gehören, werden in D 12 verwendet.

Mineralstoffpräparate

Wer versucht, das Manko, das eine nährstoffarme Versorgung mit sich bringt, durch die handelsüblichen Mineralstoffpräparate (nicht die Mineralstoffe nach Dr. Schüßler) auszugleichen, muss wissen, dass diese Mineralstoffe auf keinen Fall mit denen zu vergleichen sind, die durch eine natürliche, pflanzliche Ernährung in den Körper gelangen. Mineralstoffen aus Mineralstoffpräparaten fehlt die Verknüpfung mit dem natürlichen Vorkommen in den Pflanzen. Außerdem besteht die Gefahr, dass durch eine zu hohe Dosierung dieser Präparate das relative Gleichgewicht der Mineralstoffe innerhalb und außerhalb der Zellen gestört wird, was zu Problemen führen kann. Es ist inzwischen außerdem bekannt, dass die einseitige Zufuhr mancher Mineralstoffe zu Verschie-

tipp Lassen Sie sich bei der Wahl Ihrer Multivitaminpräparate, in denen auch Mineralstoffe enthalten sind, immer von Fachleuten beraten, die auf eine ausgewogene Zusammensetzung achten.

bungen in der Mineralstoffbalance führen kann. So beeinflusst eine hohe Kalziumgabe unter anderem die Zinkbalance, was nicht ohne Folgen für das gesundheitliche Geschehen bleibt. Dasselbe gilt für die Einnahme von Eisenpräparaten. Beides sind nun Bereiche, in denen oft Mängel bei Kindern auftreten. Die Bedeutung der Mineralstoffbalance sollte aus diesem Grund immer beachtet werden. Zinkpräparate beeinflussen die Kupferbalance und dieses wiederum das Mangan.

DIE MINERALSALZE NACH DR. SCHÜSSLER

Hier finden Sie einen allgemeinen ersten Überblick über die Mineralstoffe und ihre Wirkweise.

Die zwölf bedeutenden Mineralsalze

Dr. Schüßler hat zwölf Mineralstoffverbindungen erforscht, die für den Körper als Betriebsstoffe unerlässlich sind. Wie schon in der Einleitung festgestellt, haben manchmal oder sogar besonders so genannte »seelische« Komponenten großen Anteil an der Dickleibigkeit. Aus diesem Grund wird hier bei jedem Mineralstoff ein kleiner Ausblick formuliert. Allerdings können diese seelischen Anteile nicht durch die Einnahme der Mineralstoffe nach Dr. Schüßler aufgelöst werden. Diese müssen schon auf der charakterlichen Ebene bearbeitet werden. Wer sich in diese Thematik vertiefen möchte, sei auf das »Handbuch der Biochemie« oder das Buch »Biochemie nach Dr. Schüßler und Psychosomatik« verwiesen, die ebenfalls im Haug Verlag erschienen sind.

Nummer 1 – Calcium fluoratum (Flussspat)
Charakterlicher Aspekt: Bei diesem Mineralstoff geht es unter anderem um die Abgrenzung, und für unsere Thematik heißt das, »Nein« sagen zu können. Oft genug wird gegessen aus Höflichkeit: um aufzuessen, wie es sich gehört, um nicht zu verletzen, um zu

zeigen, dass jemand gut gekocht hat und so weiter. Es ist wichtig zu wissen, was für einen gut ist und ob man schon satt ist.

Aufgaben: Der Mineralstoff ist zuständig für die Elastizität des Bindegewebes, also für Bänder, Gewebe, Gefäße und Muskeln, außerdem für den Zahnschmelz und die Oberfläche der Knochen. Fehlt der Mineralstoff, führt das entweder zu Dehnungen, die sich nicht mehr zusammenziehen, oder zu Verhärtungen, die sich nicht mehr lockern können. Der Hornstoff (Keratin) wird durch Calcium fluoratum gebunden. Bei einem Mangel tritt dieser an die Oberfläche und bildet eine Hornhaut.

Anwendung: Schwielen, Hornstoffaustritt (besonders an den Fersen), rissige Haut, Überbeine, Plattfüße, Krampfadern, Hämorrhoiden, Karies, schlechte Fingernägel, einknickende Knöchel, Bänderdehnung (Schlottergelenke), lockere Zähne.

Nummer 2 – Calcium phosphoricum

Charakterlicher Aspekt: Für viele Menschen ist Angst ein Thema, von dem sie ein ganzes Leben lang begleitet werden. Sie fühlen sich unablässig bedroht und meinen, ihre Existenz absichern zu müssen. Das drückt sich dann oft in dem Versuch aus, mit Körperfülle auf der körperlichen Ebene abzusichern, zu schützen, was seelisch einfach nicht gelingen will.

Aufgaben: Dieser Mineralstoff ist das wichtigste Knochenaufbaumittel. Er bildet das Zahnbein (Inneres der Zähne), ist für den Eiweißstoffwechsel zuständig und damit am Zell- und Blutaufbau wesentlich beteiligt. Er wird im Körper zur Neutralisation von Säuren eingesetzt und ist außerdem ein wichtiges Aufbaumittel nach Krankheiten mit Blutverlust.

info Bei einem Mangel an diesem Mineralstoff kommt es zu Heißhunger auf pikante Speisen, besonders auf Ketchup, Senf und Geräuchertes.

Anwendung: Blutarmut, Muskelkrämpfe, Taubheitskribbeln, Knochenbrüche, schneller Schweißausbruch, bellender Husten (vor allem bei Kindern), zu schneller Pulsschlag, Schlafstörungen, Nervosität, Überanstrengungskopfschmerz, Osteoporose, Wachstumsschmerzen.

Nummer 3 – Ferrum phosphoricum

Charakterlicher Aspekt: Menschen, die sich an allem und jedem reiben, ja vielleicht sogar das Gefühl haben, zwischen »Mühlsteinen« zerrieben zu werden, weil sie es jedem recht machen wollen, verbrauchen viel von diesem Mineralstoff. Vielfach sind sie einfach nicht in der Lage, an der Lösung eines Problems zu arbeiten. Dann wird in sich »hineingefressen«, was nur immer verfügbar ist – und das zeigt sich in der unangenehmen Wirkung von zunehmender Körperfülle.

Aufgaben: Dieser Mineralstoff wird im Körper für den Sauerstofftransport eingesetzt. Es wird angewendet bei Verletzungen und allen »plötzlich« auftretenden, akuten Gesundheitsstörungen und wirkt bei einer Schwäche der körpereigenen Abwehrkräfte unterstützend. Es ist das Mittel für die erste Hilfe bei Verletzungen, vor allem für die damit verbundenen Schmerzen. Vorbeugend genommen stärkt es ganz besonders die Widerstandskraft.

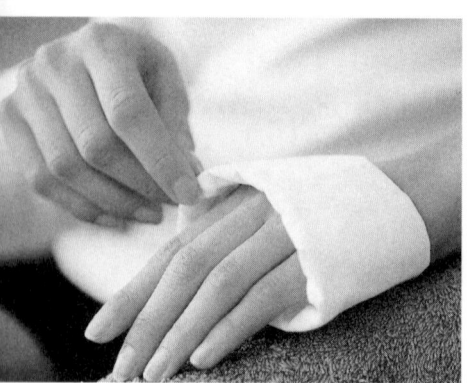

Anwendung: Entzündungen aller Art, frische Verletzungen (das Auflegen von aufgelösten Mineralstofftabletten in Form eines Breies ist in diesem Falle sehr empfehlenswert), leichtes Fieber (bis 38,5 °C), Ohrenschmerzen, Mittelohrentzündung, Rauschen im Ohr (Durchblutungsstörung), pulsierende, klopfende, pochende Schmerzen (Kopfschmerzen), mangelnde Konzentrationsfähigkeit, Sonnenunverträglichkeit

Kaffee, schwarzer Tee und Kakao verbrauchen im Körper sehr viel Ferrum phosphoricum Nr. 3.

Nummer 4 – Kalium chloratum

Charakterlicher Aspekt: Menschen mit einem großen Verbrauch an diesem Mineralstoff sind meistens Gefühls- und Gemütstypen. Es geht ihnen alles nahe, viel zu nahe und damit auch »hinein«. Damit sind alle diese Ereignisse drinnen und füllen entsprechend auf! Für diese Menschen, die viel zu weich sind, tut die blaue, kühlende Farbe gut.

Aufgaben: Kalium chloratum bindet und bildet im Körper den Faserstoff, der einen wesentlichen Bestandteil des gesamten Bindegewebes darstellt. Bei einem Mangel an diesem Mineralstoff leidet die Fließfähigkeit des Blutes, weil es durch den frei werdenden Faserstoff verdickt wird. Es ist auch der Drüsenbetriebsstoff.

Anwendung: Blutverdickung, Schwerhörigkeit, Neigung zu Übergewicht, Drüsenschwellungen, schleimiger Husten, Couperose (Äderchen im Gesicht), Besenreiser, Hautgrieß.

Alkohol und Elektrosmog verbrauchen sehr viel von diesem Mineralstoff.

Nummer 5 – Kalium phosphoricum

Charakterlicher Aspekt: Es gibt Menschen, die sich in ihrem Leben immer bis auf die letzten Reserven verausgaben. Dabei geht auch der Speicher an diesem Mineralstoff drastisch zurück. Es entsteht ein diffuses Hungergefühl. Der von diesem Gefühl Geplagte steht vor dem vollen Kühlschrank und weiß eigentlich nicht, was er essen will. Er spürt instinktiv, dass er keine körperliche Nahrung benötigt, sondern energetische. Sein Energiefeld ist entleert und müsste wieder aufgefüllt werden.

Aufgaben: Kalium phosphoricum ist das Mittel der Wahl bei allen Erschöpfungszuständen seelischer und körperlicher Natur. Der Mineralstoff kommt in allen Gehirn- und Nervenzellen, im Blut und in den Muskeln vor und ist ein unentbehrlicher Energieträger. Er bindet im Körper das Lecithin. Bei einem sehr großen Mangel muss dieser Mineralstoff mit einem Lecithinpräparat kombiniert werden.[*]

---

[*] Adler Ortho 5 enthält zusätzlich den wichtigen Vitamin-B-Komplex, essentielle Fettsäuren und andere wichtige Nährstoffe

Anwendung: Mutlosigkeit, Verzagtheit, Platzangst (Agoraphobie), Müdigkeit, Muskelschwund, Lähmungserscheinungen, Mundgeruch (der nicht vom Zähneputzen weggeht und nicht aus dem Magen kommt), Zahnfleischbluten, Zahnfleischschwund, hohes Fieber (über 38,5 °C).

Nummer 6 – Kalium sulfuricum

Charakterlicher Aspekt: Wer immer die Erwartungen der anderen erfüllen will und dabei kaum an sich denkt, kommt zu kurz. Er bekommt fast keine Luft mehr. Der Ärger darüber drückt sich unter Umständen im Kummerspeck aus.

Aufgaben: Dieser Mineralstoff ist – neben Ferrum phosphoricum Nr. 3 – ein unentbehrlicher Sauerstoff-Überträger und sorgt dadurch für eine regelmäßige Zellerneuerung. Durch Ferrum phosphoricum Nr. 3 wird der Sauerstoff bis zur Zelle gebracht. Kalium sulfuricum Nr. 6 ist für den Sauerstoff in der Zelle wichtig. Es wird überall dort eingesetzt, wo der Stoffwechsel behindert oder träge geworden ist, ganz besonders bei »hartnäckigen« Fällen, wenn eine Krankheit chronisch geworden ist und sich bis in die Zelle hinein festgesetzt hat. Er ist der Hauptbetriebsstoff für die Bauchspeicheldrüse und damit wesentlich am Verdauungsgeschehen beteiligt.

Anwendung: Lufthunger, Klaustrophobie – Angst vor engen Räumen (Lift- und Seilbahnkabinen, Tunnelfahrten), Schuppen auf der Haut, Hautkrankheiten, Pigment- und Altersflecken, Unverträglichkeit von Feuchtigkeit, Völlegefühl, Übelkeit durch Aufregung.

Nummer 7 – Magnesium phosphoricum

Charakterlicher Aspekt: Die Spannung, obwohl alle Erwartungen richtig erfüllt werden, verbraucht viel Magnesium phosphoricum Nr. 7. Aus dem daraus folgenden Mangel resultiert ein Schokoladenhunger, der so manches Mal zur Körperfülle beigetragen hat.

Aufgaben: Dieser Mineralstoff ist für den Aufbau der Knochen mitverantwortlich. Magnesium phosphoricum steuert das vegetative Nervensystem und hat daher Einfluss auf die Tätigkeit von Herz, Nerven, Kreislauf, Drüsensystem, Verdauungsorgane und Stoffwechsel. Bei allen plötzlich auftretenden, einschießenden, bohrenden und krampfartigen Schmerzen ist Magnesium phosphoricum angezeigt. Dieser Mineralstoff ist auch für den Aufbau der Knochen mitverantwortlich.

hinweis Als einziger Mineralstoff hat Magnesium phosphoricum Nr. 7 in aufgelöster Form eine besondere Wirkung. Als »heiße Sieben« ist es in der Lage, belastende Gase zu binden und aus dem Körper abzuführen. Außerdem ist die »heiße Sieben« ein ausgezeichnetes Schmerzmittel für alle blitzartigen, einschießenden und bohrenden Schmerzen und damit auch für alle Arten von Koliken.

Lösen Sie sieben Tabletten in heißem, frisch aufgekochtem Wasser auf und nehmen Sie die Lösung in kleinen Schlucken in den Mund. Vor dem Schlucken sollten Sie die Lösung eine halbe Minute im Mund behalten, da die Mineralstoffe über die Mundschleimhaut aufgenommen werden.

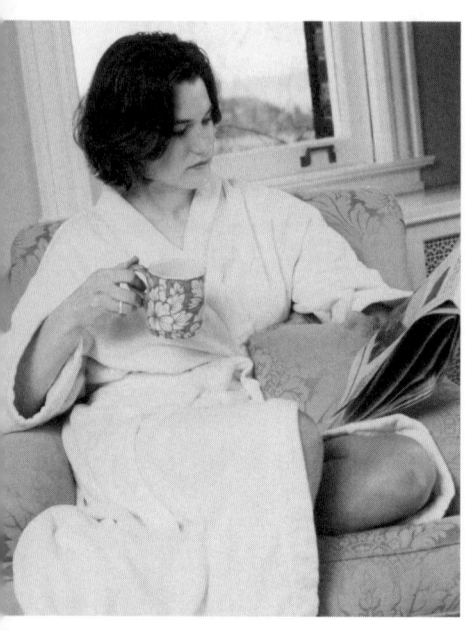

Anwendung: Lampenfieber, hektische Flecken, das Mittel bei unwillkürlichen Verkrampfungen (Bauchschneiden, Koliken, Regelkrämpfe, Angina pectoris, Migräne im Anfangsstadium), blitzartige Schmerzen, Knödelgefühl im Hals, Schlafstörungen (ist ein gutes Schlaf- und Weckmittel), Blähungen.

Starke elektromagnetische Belastungen (Elektrosmog) verbrauchen sehr viel von diesem Mineralstoff.

Nummer 8 – Natrium chloratum (Kochsalz)

Charakterlicher Aspekt: Wer »verschnupft« ist, weil seine gut gemeinten Wohltaten nicht so ankommen, wie sie sollten, bei dem kommt der Fluss des Lebens ins Stocken. Der Flüssigkeitshaushalt wird nicht mehr ausreichend reguliert. Das Wasser staut sich im Körper, was eine Gewichtszunahme zur Folge hat. Durch die Austrocknung der Gelenke knacken die Knorpel, ein Zeichen für fehlende Beweglichkeit.

Aufgaben: Natrium chloratum reguliert den Wärme- und Flüssigkeitshaushalt im Körper. Es bildet außerdem das Knorpelgewebe und die Gelenkschmiere und ist grundsätzlich für alle Körperteile zuständig, die nicht durchblutet werden! Natrium chloratum vermehrt in Verbindung mit Kalium phosphoricum die Zahl der roten Blutkörperchen, bindet den Schleimstoff (Mucin), wodurch es für den Aufbau aller Schleimhäute (auch Magenschleimhaut) zuständig ist.

Anwendung: Fließschnupfen (wässrig), Nebenhöhlenprobleme, Kälteempfindlichkeit, empfindlich gegen Luftzug, Bandscheibenschäden, Knorpelschäden, Brandverletzungen (Brei!), Schuppen auf dem Kopf, kalte Hände und Füße, Blasen- und Nierenentzündung, Heißhunger auf salzige und stark gewürzte Speisen, Gelenkgeräusche (Knacken in den Gelenken), viel oder wenig Durst, salzig brennende Absonderungen, tränende Augen, Schlundbrennen (wenn es die Speiseröhre heraufbrennt), Geruchs- und Geschmacksverlust.

Nummer 9 – Natrium phosphoricum

Charakterlicher Aspekt: Wenn jemand »sauer« ist, und zwar im wahrsten Sinn des Wortes, kann der Fettstoffhaushalt nicht mehr ausreichend reguliert werden. Die Fettleibigkeit kann hier durchaus ihre Wurzeln haben.

Aufgaben: Dieses Salz reguliert den Harnsäurespiegel. Es reguliert außerdem den Fettstoffwechsel und mit seiner Hilfe baut der Körper den Zucker ab.

Anwendung: Sodbrennen (brennt nur im Magen »unten«), saures Aufstoßen, Rheuma, geschwollene Lymphknoten, Talgprobleme, Mitesser, Akne, Fettsucht, fette oder trockene Haare oder Haut, chronische Mattigkeit/Müdigkeit, Hunger nach Süßigkeiten und Mehlspeisen, sauer-scharfe Absonderungen.

Nummer 10 – Natrium sulfuricum

Charakterlicher Aspekt: Starke Gefühle wie Wut, Zorn und Hass verschlacken den Körper. Aber es sind manchmal diese Gefühle, die einen Menschen erfüllen, der sein Bestes gibt, um andere zu beglücken, um ihnen Glück und Zufriedenheit zu bescheren. Das gelingt ihm aber nicht, weil er die anderen zu ihrem Glück zwingen will. Die bei den darauf folgenden starken Gefühlen entstehenden Schadstoffe, die aus der Enttäuschung entstehen, dass die anderen sich dem »aufdiktierten Glück nicht hingeben«, werden an Flüssigkeit gebunden. Die entstehende Schlackenflüssigkeit schwemmt den Körper auf, füllt ihn an und macht ihn schwerer.

Aufgaben: Im Gegensatz zu Natrium chloratum Nr. 8, das die Körperzellen im richtigen Maß mit Wasser versorgt und biologische Gifte ausscheidbar macht, können mit Natrium sulfuricum Nr. 10 bestimmte Schlacken von der Leber umgebaut werden, damit sie ausscheidbar werden. Dadurch wird die Schlackenflüssigkeit im Körper reduziert, das Gewicht nimmt ab.

Anwendung: Verschlackung (stinkende Winde), Durchfall, zerschlagenes Gefühl in den Gliedern (beginnende Grippe), geschwollene Augen (vor allem in der Früh) und Tränensäcke, Vergiftungskopfschmerz (Kater), Reißen und Ziehen in den Gelenken, hohe Zuckerwerte, geschwollene Beine, Druck im Ohr, offene Beine, Juckreiz auf der Haut (juckend-beißend), Hautkrankheiten, Fieberblasen und Herpes (Gel!).

Nummer 11 – Silicea

Charakterlicher Aspekt: Damit die Verbindung zwischen Menschen nicht in die Brüche geht, nehmen manche viel auf sich. Sie versuchen, Spannungen, Streit und Auseinandersetzungen zu unterbinden oder auszugleichen, indem sie harmonisieren. Dabei bauen sie viel Bindegewebe auf, das ihr Gewicht vermehrt.

Aufgaben: In sämtlichen Zellen des menschlichen Körpers finden sich sehr hohe Anteile an Kieselsäure. Die Kieselerde ist hauptverantwortlich für die Bildung des Bindegewebes und zuständig bei Brüchigkeit des Bindegewebes. Mit Silicea Nr. 11 neutralisiert und bindet der Körper Säure.

Anwendung: Bindegewebsschwäche, Licht- und Geräuschempfindlichkeit, Zucken der Lider, schlechte Haare (gespaltene Spitzen) und Nägel (lösen sich in Schichten auf), Ischiasschmerzen, stinkender Schweiß (Fußschweiß), Schwangerschaftsrisse, Leistenbruch (manchmal ist eine Operation notwendig!)

Schweiß sollte nicht unterbunden werden, da sich sonst Nierensteine bilden können.

Nummer 12 – Calcium sulfuricum

Charakterlicher Aspekt: Wenn alles in die Brüche gegangen ist, hilft kein Verkapseln. Dadurch wird nur alles hineingepresst und nichts mehr geht hinaus! Es hilft auch nicht das Kleben am anderen, dem die ganze Verantwortung für das eigene Leben zugemutet wird.

Aufgaben: Dieser Mineralstoff, der hauptsächlich in Leber, Galle und Muskeln vorkommt, wirkt schleimlösend und ausscheidungsfördernd, bringt alles »in Fluss«.

Anwendung: Stockschnupfen, eitrige Mandel- und Halsent-

tipp Bei Eiterungen wird grundsätzlich folgende Mischung empfohlen: Natrium phosphoricum Nr. 9, Silicea Nr. 11, und Calcium sulfuricum Nr. 12.

zündung, chronische Bronchitis, eitrige Mittelohrentzündung, Zahnfleischentzündung, Abszess, Eiterfistel, Rheuma, Gicht.

Die Erweiterungsmittel

Im Zuge der Weiterentwicklung der Heilweise wurden 15 weitere Mineralstoffverbindungen gefunden, die hier ebenfalls kurz vorgestellt werden.

Nummer 13 – Kalium arsenicosum

Aufgaben: Das Mittel wirkt wie ein Anabolikum beim Daniederliegen der Lebenskräfte und dämpft übermäßigen Substanzverbrauch.

Anwendung: Herzklopfen (Tachykardie) bis zur Herzangst, Entzündung der Schleimhäute, Kitzelhusten, Schnupfen mit Absonderung, wobei die Nase schon brennt, Schwächezustände, Hautverdickungen, juckende Ekzeme, schuppende Hautausschläge, Hautleiden (chronische Hauterkrankungen mit heftigem Juckreiz), Magen-Darm-Schmerzen, die mit Brechdurchfällen einhergehen und zu einem raschen Kräfteverfall führen, Magen- und Darmentzündungen und wässrige Durchfälle, Regelstörungen, unerfüllter Kinderwunsch (Männer und Frauen), Geburt, Stillen, Minderwuchs, Schilddrüsenprobleme, Stress.

Nummer 14 – Kalium bromatum

Aufgaben: Kaliumbromid wird in der Biochemie nach Dr. Schüßler vor allem verwendet bei Störungen im Bereich der Nerven, es wirkt also beruhigend. Ein Mangel an Kalium bromatum Nr. 14 macht die Menschen ruhelos, nervös, umtriebig oder im Gegenteil teilnahmslos. Menschen verspüren oft eine innere Unruhe, ein inneres Vibrieren, wobei sie aber nach außen sehr müde und antriebslos wirken können, kraftlos und trotzdem aufgewühlt sind. Stark hervortretende Augäpfel sind das antlitzanalytische Zeichen für einen Mangel an Kalium bromatum Nr. 14. Die stehen oft in Zusammenhang mit Regulationsstörungen der Schilddrüse. Daher wird Kalium bromatum meist zusammen mit Kalium jodatum Nr. 15 gegeben, besonders bei großer innerer Unruhe.

info   Brom ist im menschlichen Körper nur in sehr geringen Mengen vorhanden. Es wurde in den endokrinen Drüsen (Drüsen mit innerer Ausschüttung) gefunden. Mängel verursachen hauptsächlich Belastungen beziehungsweise Störungen der Nerven, des Gehirns und der Drüsen.

Der Genuss von Kochsalz ist weitestgehend einzuschränken, da es die Wirkung von Kalium bromatum vermindert.

Anwendung: Aufregung, Kopfschmerzen, auch als Folge geistiger Überanstrengung, Migräne, Schilddrüsenerkrankungen (auch Basedowsche Krankheit), Schleimhautreizungen, Regelstörungen, nervöse Sehstörungen und als Beruhigungsmittel bei Schlaflosigkeit.

Nummer 15 – Kalium jodatum

Aufgaben: Es beeinflusst die Blutzusammensetzung, dämpft (krankhaft) erhöhten Blutdruck, dient der Anregung der Herz- und Hirntätigkeit, fördert den Appetit und die Verdauung. Es ist das Schilddrüsenmittel schlechthin.

Anwendung: Chronisches, auch krampfhaftes Räuspern (als ob etwas im Hals stecken würde), Druck am Hals (kann sich bis zu Würgegefühlen steigern), Neigung zu niedergedrückter Stimmung (weinerlich, fast depressiv), Kropf (geht bei längerer, konsequenter Einnahme unter Umständen zurück), Herzrasen, Schweißausbrüche, Schwindelgefühle, besondere Erregbarkeit.

Nummer 16 – Lithium chloratum

Aufgaben: Lithium beeinflusst unter anderem den Schilddrüsenstoffwechsel. Dabei reguliert es die Jodaufnahme der Schilddrüse, was aber allenfalls bei Hyperthyreose (Schilddrüsenüberfunktion) zum Tragen kommen kann. Lithium chloratum Nr. 16 ist wichtig für eine gute Immunabwehr, auch zum Beispiel zur Abwehr von Herpesviren. Außerdem hat der Mineralstoff Einfluss auf die Lösung der Harnsäure und hebt die schädigende Wirkung bestimmter Stoffe im Inneren der Zelle auf.

Anwendung: Gichtisch-rheumatische Erkrankungen mit

info Lithium kommt im menschlichen Körper nur in außerordentlich kleinen Mengen vor, so dass es lange dauerte,
bis es überhaupt festgestellt werden konnte. Doch gerade bei
diesem Mineralstoff zeigt sich, dass die Bedeutung eines Stof-
fes für den Körper nicht von der Menge, sondern von einer
angemessenen Dosierung abhängt.

schmerzhafter Anschwellung und Versteifung der Gelenke, Beschwerden mit Beteiligung des Herzens, die sich in Herzstichen,
Herzklopfen, Herzzittern und Herzflattern zeigen, Entzündungen
der ableitenden Harnwege, Nierenentzündungen, Nierenstauun-
gen, Blasenentzündungen, Blasenkatarrhe, Harnröhrenkatarrhe
und Aderverkalkung.

Nummer 17 – Manganum sulfuricum

Aufgaben: Mangan ist ein essentielles Spurenelement. In der Biochemie nach Dr. Schüßler wird dieser Mineralstoff unterstützend
zu Ferrum phosphoricum Nr. 3 gegeben, außerdem bei Blutstau-
ungen in den Gefäßen. Er ist beteiligt an der Blutgerinnung, fördert die Knorpelbildung (in Kombination mit Natrium chloratum
Nr. 8) und die Knochenmineralisation. Mit Mangan können die
für die Energieübertragung wichtigen ATP-Komplexe (Adenosin-
triphosphat-Komplexe) gebildet werden, und es wirkt antioxidativ. Außerdem wird der Harnstoffwechsel gefördert. Beim Aufbau
einer guten physischen Leistungsfähigkeit spielt Manganum sulfuricum Nr. 17 eine bedeutende Rolle.

info Kupfer und Zink sollten auf der Makro-Ebene nicht zusammen eingenommen werden, weil sie direkte Konkurrenten sind. Besonders eine erhöhte Zinkeinnahme führt längerfristig zu Kupfer-Verarmung. Im Mikrobereich, der Biochemie nach Dr. Schüßler, ist die gleichzeitige Einnahme als Kombination oder Mischung in der Tagesdosis möglich.

Anwendung: Diabetes, Hepatitis, Alkoholabusus, rheumatoide Arthritis, wandernde rheumatisch-gichtische Beschwerden, welche sich bei Witterungswechsel vor allem zu nasskaltem Wetter verschlimmern, Arteriosklerose, Nervenschwäche, Gedankenschwäche infolge Überarbeitung, Knorpelschäden, Energiemangel, Säurebelastung, Zahnschmerzen, Sehschwäche und Augenlidentzündungen.

Nummer 18 – Calcium sulfuratum

Über dieses Ergänzungsmittel ist noch wenig bekannt. Als Anwendungsgebiete werden Erschöpfungszustände mit Gewichtsverlust (trotz Heißhunger) angegeben. Hinsichtlich der Ausleitung von Schwermetallen, besonders auch Amalgam, hat dieser Mineralstoff sicher eine besondere Bedeutung.

Nummer 19 – Cuprum arsenicosum

Aufgaben: Cuprum arsenicosum hat Bedeutung für die geistige Entwicklung von Kindern, ist ein Krampfmittel und wichtig für den Gehirnstoffwechsel. Es unterstützt den Bindegewebs- und

Knochenaufbau, ist an der Bildung von Melanin, den Pigmentierungsstoff der Haut, beteiligt, hat einen Einfluss auf die Schilddrüse, wirkt antioxidativ, unterstützt den Eisenhaushalt und auch den Cholesterinstoffwechsel,

Anwendung: Krämpfe des Zentralnervensystems, weshalb es auch bei Epilepsie begleitend überlegt werden könnte, in Kombination mit anderen Mineralstoffen bei Fieberkrämpfen, Koliken des Magen-Darm-Traktes, chronischen Kopfschmerzen, in der Schwangerschaft und bei Stressbelastungen. Es ist angezeigt bei Menstruationsbeschwerden und kann auch bei Restless legs angewendet werden.

> tipp Bestehen Mängel an Kupfer, muss nicht sofort an eine hochdosierte Kupfersupplementierung gedacht werden. Eine Substitution im Sinne einer feinstofflichen intrazellulären Kupfersupplementierung durch Cuprum arsenicosum Nr. 19 ist besonders wichtig und für uns sinnvoll.

Nummer 20 – Kalium-Aluminium sulfuricum

Aufgaben: Aus dem Vergiftungsbild von Aluminium abgeleitet, wird der Mineralstoff vorzugsweise bei Verstopfung und Blähkoliken eingesetzt. Bei einer zu langen Einnahme von Antazida (Mittel gegen zu viel Magensäure) mit Aluminiumanteil kommt es zu Verstopfungen und unter Umständen durch eine mangelnde Verdauung der Speisen (die Magensäure wurde gebunden) zu Blähungen, die mit kolikartigen Beschwerden einhergehen.

> hinweis Bei der Einnahme von Kalium-Aluminium
> sulfuricum kann ein metallischer Geschmack auftreten.

Anwendung: Irritationen des Nervensystems bei vorliegender Aluminiumbelastung, Trockenheit der Schleimhäute, trockener Husten, Mund- und Halstrockenheit, Obstipation (Verstopfung), trockene spröde Haut, nach Impfungen zur Begleitung in der »Impfmischung« (Calcium phosphoricum Nr. 2, Ferrum phosphoricum Nr. 3, Kalium chloratum Nr. 4 und Kalium-Aluminium sulfuricum Nr. 20).

Nummer 21 – Zincum chloratum

Anwendung: Lichtempfindlichkeit und Nachtblindheit, brüchige Nägel, gerillte Nägel und/oder weiße Flecken auf den Nägeln, Wachstumsstörungen und verzögerte sexuelle Entwicklung bei Kindern, Reduktion des Geruchs- und Geschmacksempfindens, Haarausfall, auch bei vorzeitigem Ergrauen, Diabetes Typ I, Ekzeme, Schleimhautprobleme, Schwangerschaftsstreifen, schlechte Wundheilung, Abszesse, oxidative Belastung, Nervosität, Einschlafstörungen und Unruhe. Zincum chloratum Nr. 21 sollte in Kombination mit anderen Mineralstoffen eingesetzt werden bei Osteoporose, Knochenstoffwechselerkrankungen, zur Unterstützung der Alkoholentgiftung der Leber, der Schilddrüsenregulierung, bei Immunschwäche, Stressbelastung und zur Unterstützung von Sportlern.

Bei Schwermetallbelastung wird körpereigenes Zink verbraucht.

Nummer 22 – Calcium carbonicum

Charakterlicher Aspekt: Geht ein Mensch lange Zeit mit seinem Willen über seine körperlichen Grenzen hinweg, verbraucht sich dieser Mineralstoff übermäßig.

Aufgaben: Mit Calcium carbonicum kann die Konstitution eines Menschen beeinflusst werden. Daraus leitet sich eine langsame, aber anhaltende Wirkung ab. Es wirkt sich auf das vegetative Nervensystem aus und steuert Nahrungsaufnahme und Ausscheidungen. Zu den Calciumverbindungen gehörend, kommt es natürlich zum Einsatz bei allen Knochenleiden.

info   Das Leben im Gebirge scheint diesen Mineralstoff zu erschöpfen, weil sich der Körper permanent gegen die starke Strahlung der Berge abschirmen muss.

Anwendung: Neigung zu chronischen Schleimflüssen, Schleimhautkatarrhe der Augen, Ohren und Luftwege, Durchfälle, schwächlicher Körperbau und schlechte Ernährung, Anlage zum Dick- und Fettwerden in jungen Jahren. Calcium carbonicum Nr. 22 ist vor allem ein Kindermittel, das speziell bei allgemeinen Entwicklungsrückständen zum Einsatz kommt.

Nummer 23 – Natrium bicarbonicum

Aufgaben: Natrium bicarbonicum kann die Ammoniakentgiftung in der Leber anregen und regulieren. Die in der Leber stattfindende Harnstoffsynthese braucht Hydrogencarbonat und Ammonium-Ionen. Um das Ammoniak auszuscheiden, wird Harnstoff erzeugt, der nicht giftig ist und über die Nieren ausgeschieden wird. Dieser Mineralstoff unterstützt die Ausscheidung aller harnpflichtigen Substanzen, die über den Harn ausgeschieden werden müssen. Er hat auch direkten Einfluss auf die Tätigkeit der Bauchspeicheldrüse in Bezug auf das basische Bikarbonat.

Anwendung: Starke Übersäuerung des Magens, Bauchspeicheldrüsenprobleme.

Nummer 24 – Arsenum jodatum

Aufgaben: Minimale Gaben von Arsen mobilisieren bereits in den Geweben fixiertes Gift und bringen es zur Ausscheidung, was bei einer Stimulierung der Ausscheidung von Giften erwünscht ist.

Anwendung: Hypothyreose, womit der Grundumsatz steigt und das Gewicht sinkt. Permanentes Kältegefühl, Blaufärbung der Extremitäten, Schweratmigkeit, verminderte Lungenfunktion, Schwächung nach oder bei Lungenkrankheiten, vermehrte

info   Arsen hat eine große Affinität zu Sauerstoff, Phophor, Schwefel und Jod, also Stoffen, die direkt oder indirekt an der Verbrennung und Umsetzung von Körpersubstanzen beteiligt sind.

Speichelsekretion, zähes Bronchialsekret, Heuschnupfen, allergisches Asthma, nässende Ekzeme, chronische, juckende Hautausschläge, Abmagerung, Vergiftungen (Arsenablagerungen) und chronischer Darmkatarrh.

Nummer 25 – Aurum chloratum natronatum

Aufgaben: Dieser Mineralstoff bewirkt über seinen Einfluss auf die Zirbeldrüse eine ausreichende Ausschüttung von Melatonin, dem »Rhythmushormon«. Aurum chloratum natronatum wirkt sich auf den gesamten Hormonhaushalt aus, ist an der Regelung der Körperkerntemperatur beteiligt.

tipp Vollmond und Neumond können Einfluss auf die lichtabhängige Freisetzung des Melatonins haben. Aurum chloratum natronatum kann deshalb bei Schlafwandeln angewendet werden.

Anwendung: Einfluss auf Schlaf-Wach-Rhythmen, Jet-Lag, Schlafstörungen, oxidativer Stress, Einfluss auf die Fruchtbarkeit, Beeinflussung der Durchblutung der Peripherie, blutdrucksenkend mit anderen Mineralstoffen, Menstruationsbeschwerden, Entzündungen und Verhärtungen der weiblichen Geschlechtsorgane, Endometriose, unklare Pap-Werte (Vorstufen von Gebärmutterhalskrebs), Myome, Zysten, Polypen, depressive Verstimmungszustände und prämenstruelles Syndrom (PMS), Hormonschwankungen, chronische Lebererkrankungen und

Angina pectoris (Brustenge, Herzenge). Ältere Menschen zeigen nachts nicht mehr so hohe Melatoninwerte, weshalb der Einsatz von Aurum chloratum natronatum Nr. 25 bei Schlafstörungen älterer Menschen angezeigt ist.

Nummer 26 – Selenium

Aufgaben: Dieser Mineralstoff wird häufig in Kombination mit Natrium sulfuricum Nr. 10 gegeben, besonders um oxidative Schädigungen der Leber zu beheben beziehungsweise den Leberstoffwechsel vor allem in Bezug auf die Entgiftungsleistung der Leber zu verbessern. Außerdem ist er ein Schilddrüsenregulativ und in der Antioxidanzienmischung der Biochemie nach Dr. Schüßler enthalten.

Anwendung: Krebsvorsorge, besonders zum Schutz vor Hautkrebs (Melanom), Arteriosklerose und Thromboseneigung, Herpesanfälligkeit, Augenerkrankungen und Sehstörungen, da Netzhaut und Iris besonders reich an Selen sind, Schwermetallvergiftungen, neurasthenische Beschwerden, leichte Erschöpfbarkeit, Nachlassen der körperlichen und geistigen Leistungsfähigkeit, Neigung zu Flugthrombose, Alkoholentzug, Raucherentwöhnung und Diabetes.

Nummer 27 – Kalium bichromicum

Aufgaben: Dieser Mineralstoff unterstützt die Eisenaufnahme, ist an der Regulierung der Cholesterinwerte beteiligt und damit an der Arteriosklerosevorbeugung. Kalium bichromicum ist für Sportler von großer Bedeutung und beeinflusst den Hunger-Sättigungs-Mechanismus, wodurch er die Gewichtsabnahme fördert

(Essbremse). Außerdem beeinflusst er die Schilddrüsentätigkeit und hilft bei der Reinigung und Erneuerung des Blutes.

Anwendung: Anämie, Diabetes, Basedow-Erkrankung, Erkrankungen der Nebennieren, Akne, Schleimhautkatarrhe, besonders bei sehr zäh-strähnigen Schleimabsonderungen (in Kombination mit Kalium chloratum Nr. 4). Bei geschwürartigen Veränderungen der Haut, wie langwierigen Hornhautgeschwüren und chronischen Eiterungen oder Katarrhen, sollte an eine Kombination mit Calcium sulfuricum Nr. 12 gedacht werden.

Wichtige Kombinationen

Wenn durch Kalium sulfuricum Nr. 6 Schadstoffe aus den Zellen in den Stoffwechsel gelangen, muss dieser Mineralstoff mit Natrium sulfuricum Nr. 10 kombiniert werden.

Werden durch Silicea Nr. 11 Säuren im Körper frei, dann muss Natrium phosphoricum Nr. 9 dazugegeben werden.

Durch Calcium sulfuricum Nr. 12 werden nicht nur Säuren frei, sondern auch Schadstoffe beweglich. Die Kombination mit Natrium phosphoricum Nr. 9 und Natrium sulfuricum Nr. 10 ist notwendig!

Einnahme der Mineralstoffe nach Dr. Schüßler

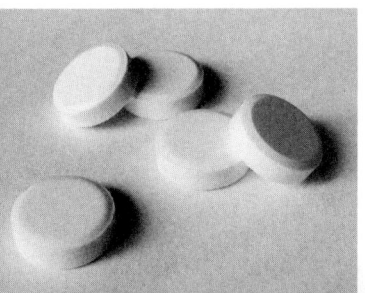

Am besten werden die Mineralstoffe nach Dr. Schüßler einzeln im Mund gelutscht. Es können auch mehrere Mineralstofftabletten auf

info   48 Tabletten Mineralstoffe nach Dr. Schüßler zu je 0,25 Gramm entsprechen zwölf Gramm Kohlenhydrate und damit einer Broteinheit (BE). 48 Tabletten haben 45 Kilokalorien (Kcal).

einmal in den Mund genommen werden. Man lässt sie einfach im Mund zergehen.

Die Mineralstoffe können auch in Wasser aufgelöst werden. Dieses ist schluckweise zu trinken, wobei jeder Schluck möglichst lange im Mund behalten werden sollte. Die Wirkstoffe werden über die Mund- und Rachenschleimhäute in den Körper aufgenommen. Gelangen sie in den Magen, werden sie durch die Säure verändert.

Beim Auflösen der Schüßler-Salze brauchen Sie nicht umzurühren. Nehmen Sie einfach die Lösung über dem Milchzuckersatz schlückchenweise ein. Wenn Sie das Mineralstoff-Wasser-Gemisch jedoch umrühren wollen, dann verwenden Sie am besten einen Plastiklöffel.

Für Diabetiker ist es grundsätzlich am besten, die Mineralstoffe aufzulösen. Sie geben zuerst das Wasser in das Glas und dann die Mineralstoffe dazu. Rühren Sie nicht um. Trotzdem gelangt ein wenig Lactose in die Lösung, was aber nur in extremen Fällen von Bedeutung ist.

DIE MINERALSTOFFSPEICHER

Wer gesund bleiben will, muss vorsorgen.

Um die Problematik von Störungen im Stoffwechsel verstehen zu können, ist es unbedingt notwendig, vorher auf das Thema der Mineralstoffspeicher einzugehen. Sie sind dafür zuständig, dass der Körper nicht bei der kleinsten Belastung an die Grenzen seiner Möglichkeiten kommt. Sie versetzen den Organismus in die Lage, Belastungen aufzufangen beziehungsweise abzupuffern. Ohne diese Möglichkeit wäre das Leben sehr eng, wie es eben dann für alle ist, deren Speicher weitestgehend erschöpft sind.

Menschen mit schweren, lebensbedrohlichen Belastungen haben keine Mineralstoffe mehr frei verfügbar. Sie leben »von der Hand in den Mund«, wie es das Sprichwort treffsicher ausdrückt. Das heißt, der Organismus lagert bei der Zufuhr von überlebensnotwendigen Mineralstoffen diese nicht in den Speicher ab, sondern ist gezwungen, sie sofort einzusetzen, um belastetes Gewebe wieder zu regenerieren und die wichtigsten Lebensfunktionen im Körpers aufrechtzuerhalten.

Sollten auch die Langzeitspeicher bis an die Grenzen ausgeschöpft sein, muss der Körper Gewebe abbauen. Das macht sich in schweren Betriebsstörungen, also Krankheiten, bemerkbar. Diese halten so lange an, wie der Organismus unter Ausnützung der verbleibenden Mineralstoffe einen minimalen Betrieb aufrechterhalten kann.

Auffüllen der Speicher

Das Bestreben des Organismus ist immer danach ausgerichtet, die Speicher möglichst gefüllt zu haben.

Mineralstoffspeicher und Gesundheit stehen in einem sehr engen Zusammenhang. Bei gefüllten Speichern herrscht ein Wohlgefühl, verbunden mit einer großen Spannkraft. Gesundheit ist mehr als nur die Abwesenheit von Krankheit. Sie besteht in einer guten Grundkonstitution, und Voraussetzung dafür ist, dass die Mineralienspeicher gefüllt sind.

Werden die Speicher durch verschiedene Beanspruchungen nicht mehr aufgefüllt, sondern sogar abgebaut, kommt ein Müdigkeitsgefühl auf, das sich nicht mehr so leicht abschütteln lässt. Man fühlt sich ausgelaugt, verbraucht, erschöpft, abgespannt, nicht wohl – einfach ausgebrannt.

Das Leben wird enger

Je mehr der Speicher entleert wird, umso größer werden die Betriebsstörungen (Krankheiten). Aber auch der mangelhaft gefüllte Speicher stellt eine Betriebsstörung dar, wie schon erläutert wurde. Werden nämlich »seine« Mineralstoffe in einem größeren Maße beansprucht, zum Beispiel bei einer besonderen Belastung, so kann er sie nicht zur Verfügung stellen. Es kommt zur Panik, zur Allergie oder gar zum Zusammenbruch. Bevor es so weit kommt, wird der Mensch von Situationen ferngehalten, in denen er mit Stoffen in Berührung kommt, die er nicht verträgt.

Aus der Praxis Geht jemand in der kalten Jahreszeit mangelhaft bekleidet ins Freie, verbraucht der Organismus, weil die Kälte ungehindert an die Hautoberfläche gelangen kann, für die Wärmeregulierung enorm viele Moleküle Natrium chloratum Nr. 8. Die Moleküle werden aus dem aktuellen Speicher, den Säften, entnommen. In diesen entsteht natürlich ein Defizit, das der Organismus wieder ausgleichen will.

Werden nun die Mängel nicht behoben, indem man zum Beispiel Mineralstoffe nach Dr. Schüßler zu sich nimmt, werden die Mineralstoffe aus den Langzeitspeichern geholt. Man kann sie auch die konstitutionellen Speicher nennen. In der Umgangssprache heißt es dann: »Das ging an die Substanz. Ich habe schon von meiner Substanz gezehrt!« Der aktuelle Speicher muss für besondere Belastungen immer aufgefüllt sein. Er ist der Puffer, mit dem überraschende Belastungen aufgefangen werden können.

Der Speicher für Natrium chloratum Nr. 8 sind die Schleimhäute, besonders die Nasenschleimhäute. Die Moleküle sind mit dem Schleimstoff verknüpft. Wenn die Mineralstoffmoleküle nun für den aktuellen Speicher abgerufen werden, fällt der Schleimstoff als Abfall an. Das ist der uns sehr bekannte Rotz beim Schnupfen. Die Menschen sagen dann, sie hätten sich kürzlich verkühlt, weil sie einen Schnupfen haben.

Bei der Einnahme der Mineralstoffe nach Dr. Schüßler ist der Zusammenhang zwischen Betriebsstoffen und ihren Speichern unbedingt zu berücksichtigen. Sonst würde ein wesentlicher Bestandteil einer wirklichen Heilung außer Acht gelassen.

Bestehen nun größere Mängel und entsprechende gesundheitliche Probleme und werden Mineralstoffe nach Dr. Schüßler eingenommen, so füllt der Körper nach und nach die Speicher auf und regeneriert sich. Allmählich verschwinden die einzelnen Symptome. Der Organismus entscheidet jeweils, was von größerer Bedeutung ist: das weitere Auffüllen des Speichers oder die Bearbeitung eines anstehenden gesundheitlichen Problems.

Es ist spannend zu beobachten, wenn bei solcher Behandlungsweise der Mensch langsam seine Probleme los wird, zugleich auch aber auch immer stärker und widerstandsfähiger wird.

MÖGLICHE ANTWORTEN DES KÖRPERS AUF DIE SCHÜSSLER-SALZE

Wenn der Organismus mit den zur Verfügung gestellten Mineralstoffen zu arbeiten beginnt, bekommt man das zu spüren.

Bei der Einnahme der Mineralstoffe nach Dr. Schüßler kann es zu unliebsamen Reaktionen kommen, die aber den einsetzenden Erfolg der angesetzten Therapie bestätigen, auch wenn sie nicht angenehm sind. Dazu gehören:

- Durchfall (sehr häufig)
- Sodbrennen (kann einige Tage dauern)
- Kopfschmerzen (Katergefühl)
- vermehrte Ausscheidungen über die Haut, mit der Folge von Juckreiz und Ausschlägen
- Verstopfung (mehr trinken!)
- Mattigkeit und Erschöpfung
- leichtes Fieber
- Husten und Schnupfen
- unangenehm stinkende Winde
- kurzzeitig geschwollene Hände oder Füße

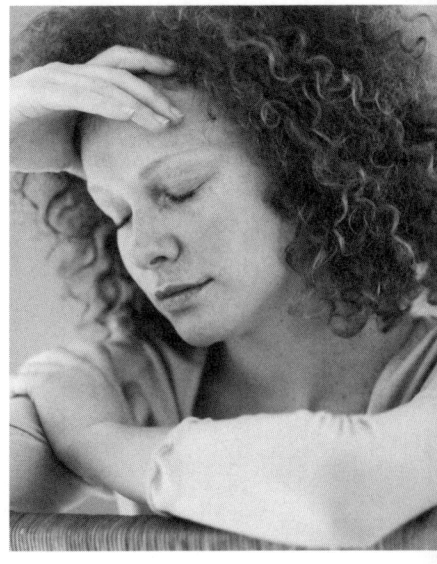

info   Wenn der Mensch zusätzlich durch einen schlechten
Schlafplatz belastet ist, ist der Stau von Gift-, Ermüdungs- und
Belastungsstoffen noch größer.

Häufig zeigen Menschen mehr oder weniger starke Reaktionen auf (Therapie-)Maßnahmen zur Verbesserung ihrer gesundheitlichen Situation. Nicht immer werden diese als Rückmeldungen des Körpers, dass die Therapie anschlägt, angesehen und positiv aufgenommen. Möglich ist sogar, dass jemand vor den Reaktionen so zurückschreckt, dass er lieber wieder in die alte, gewohnte, aber krank machende Situation zurückkehrt. In unserer Praxis gilt dies neben der Einnahme von Schüßler-Salzen vor allem auch für die von uns häufig empfohlene Veränderung des Schlafplatzes, die Montage eines Netzfreischaltgerätes und das Entfernen von Spiegeln. Auch seelische Blockaden werden natürlich nicht immer leicht aufgearbeitet und haben auch auf der körperlichen Ebene Auswirkungen.

Warum kommt es überhaupt zu Reaktionen?

Unser Körper hält das Leben unter allen Umständen und Belastungen so lange aufrecht, wie es ihm möglich ist. Die Belastungen verhindern aber eine volle Lebendigkeit, denn es müssen Abstriche von den Lebensmöglichkeiten gemacht werden.

Diese Abstriche werden nach einer Rangordnung durchgeführt, die die Aufrechterhaltung des Lebens so lange wie möglich gewährleisten soll. Es werden also zuerst die Haare, Nägel, Zähne oder Knochen nicht mehr optimal versorgt (Mängel) oder aber Beschädigungen nicht mehr regeneriert. Der Körper hat zu wenig Energie oder zu wenig Mineralstoffe. Wenn eine Betriebsstörung im Organismus auftritt, ist sie unserem üblichen Lebenslauf »im Weg«. Sie wird weggedrückt, verdrängt. So wird beispielsweise ein auftretender Schmerz häufig sofort mit einem Schmerzmittel unterdrückt oder Fieber durch die unmittelbare Gabe von fiebersenkenden Mitteln verhindert. Durch diese Maßnahme erfolgt unter anderem mittels Fermentblockade tatsächlich eine schlagartige, wenn auch nur scheinbare Heilung. Zugleich wird das Erkennen der wahren Ursachen unterdrückt und verhindert, was damit auch die Ausscheidung aller Gift- und Krankheitsstoffe blockiert.

Am Anfang ist der Entgiftungsapparat im Körper solchen Belastungen noch gewachsen. Sie kosten aber viel Kraft. Man denke nur an die oft noch wochenlange Erschöpfung nach der Einnahme von schweren Medikamenten. Wenn der Entgiftungsapparat erschöpft ist, kann er die Belastungsstoffe nicht mehr vollständig ausscheiden.

info Alle Krankheiten, die nicht ausgeheilt werden, werden damit in den Körper buchstäblich »hineingedrückt«.

Entgiftung und Entschlackung sind lebensnotwendig!

Stoffwechselgifte und -schlacken müssen aus dem Blut, aus der Lymphe und aus der Gewebsflüssigkeit entfernt werden. Können sie nicht augeschieden werden, sind der einzige Platz, der dann noch zur Verfügung steht, die Körperzellen. Diese werden also Schicht für Schicht belastet.

Die Giftstoffe lagern sich im Inneren der Zelle nach und nach ab und verursachen damit eine Schädigung des Abwehrsystems,

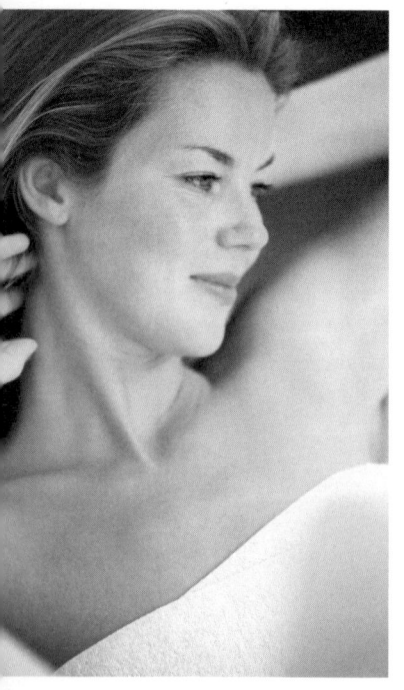

bis »nichts mehr geht«. Die Säuren wandern in das Bindegewebe zwischen den Zellen, kolloidales Bindegewebe genannt, das sich durch diese Belastung verfestigt. Die Folgen einer solchen Bindegewebsazidose sind für den Körper schwerwiegend.

Der Umschwung wird eingeleitet

Die Einnahme der Mineralstoffe (häufig in Begleitung anderer Maßnahmen) setzt im Körper Prozesse der Entschlackung im Sinne von Heilung in Gang. Alle Stoffe, die entgiftet werden müssen, werden ausgeschieden, die schadhaften Stellen »repariert«. Natürlich verbrauchen diese

Vorgänge auf der körperlichen Ebene viele Mineralstoffe:

- Im Besonderen viel Ferrum phosphoricum Nr. 3, was zu einer leicht erhöhten Temperatur führt.
- Viel Natrium chloratum Nr. 8, was den Schnupfen hervorruft.
- Und vor allem viel Drüsenbetriebsstoff Kalium chloratum Nr. 4, was einen schleimigen Husten zur Folge haben kann.
- Außerdem werden Säuren aus dem Bindegewebe frei, die Sodbrennen, Heißhunger, gerötete und entzündete Hautstellen verursachen. Dann sollte viel Natrium phosphoricum Nr. 9 eingenommen werden in Verbindung mit Natrium bicarbonicum Nr. 23.
- Das ist der erste Teil der Reaktionen, nach denen es dem Kranken dann eine kurze Zeit recht gut geht.

Es gibt viele Anwender der Mineralstoffe nach Dr. Schüßler, die beispielsweise nach kürzester Zeit der Einnahme Reaktionen erleben. Sie schrecken davor zurück und behaupten: »Schüßler? Vertrage ich nicht!« Deshalb wollten wir Sie an dieser Stelle auf die möglichen Reaktionen hinweisen. Gleichzeitig wollen wir Sie ermutigen, denn auch diese Reaktionen zeigen: Sie sind auf dem richtigen Weg!

Alte Schulden begleichen

Als zweiter Schritt im Zuge der Regeneration werden vom Organismus die in den Körperzellen zurück- beziehungsweise aufgestauten Stoffe in Bewegung gesetzt. Die Giftstoffe können jetzt abgebaut werden, da sie nun frei beweglich und dem Stoffwechsel wieder zugänglich sind. Alte Beschwerden und Belastungen, auch Verletzungen und Krankheiten kommen dabei eventuell noch einmal zum Vorschein.

Unter Umständen entsteht sogar der Eindruck, dass eine alte Krankheit wieder ausbricht, denn man fühlt sich so krank wie zu der Zeit, als man die Krankheit tatsächlich hatte. Symptome der Krankheit oder die Gefühle, die diese begleiteten, plagen einen plötzlich wieder. Allerdings nicht mehr so schlimm wie zur Zeit der Belastung selbst, und sie hören ohne besondere Einflussnahme wieder auf.

Der Abbau tiefer liegender Schichten erfolgt im »Krebsgang«. Die jüngsten Schichten kommen zuerst dran und danach immer ältere. Diese Vorgänge können ziemlich lange dauern. Zwischen den Phasen der Reinigung tritt regelmäßig eine Pause ein, in der der Betroffene sich erholen kann. Das ist immer wieder zu beobachten und zugleich das Kennzeichen für eine Reaktion.

Man denke in diesem Zusammenhang etwa an die Schwierigkeiten, wenn jemand das Rauchen beendet. Mit wie vielen Problemen hat er zunächst einmal zu kämpfen, auch mit gesundheitlichen, obwohl er damit seinem Körper etwas Gutes tut.

Ursachen und Hintergründe für das Zunehmen

Fett ist nur eine Ursache für eine Gewichtszunahme. In diesem Kapitel erfahren Sie, welche anderen Gründe zu einer Gewichtszunahme führen und warum der Stoffwechsel bei der Gewichtsreduktion die entscheidende Rolle spielt. Dargestellt wird auch, welche Schlüsselfunktion den Mineralstoffen nach Dr. Schüßler für einen dauerhaften Erfolg bei der Gewichtsregulation zukommt.

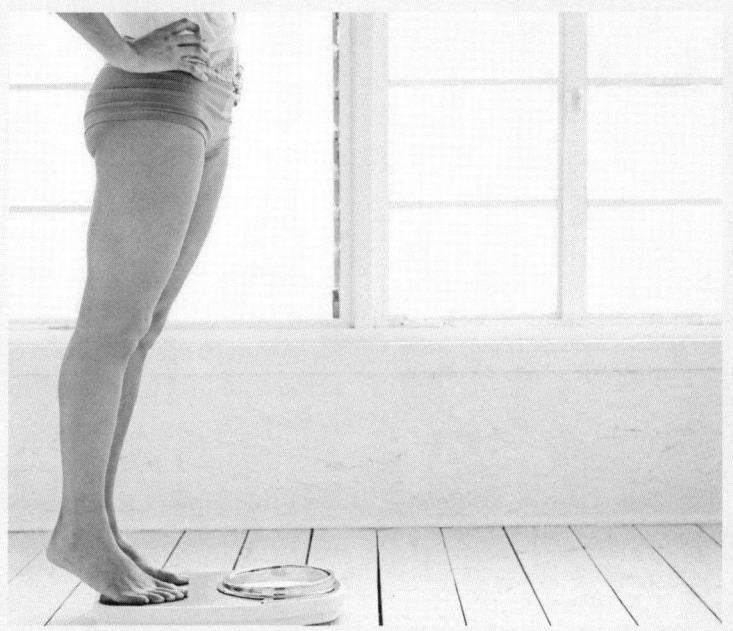

ÜBERGEWICHT ALS FOLGE VON STOFFWECHSELBLOCKADEN

Hier werden die verschiedenen Ursachen einer Gewichtszunahme ergründet und dargestellt, welche Rolle die Schüßler-Salze spielen.

In der Wortwahl der Biochemie hat sich eine Tendenz zu extremen Formulierungen durchgesetzt. So kann es sich bei den Stoffwechselvorgängen um keine Blockade, sondern höchstens um Einschränkungen handeln. Wäre der Stoffwechsel gänzlich

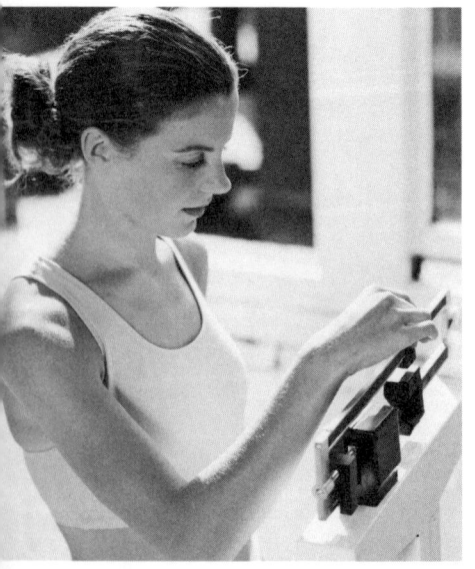

blockiert im tatsächlichen Sinne des Wortes, könnte der Mensch nicht weiterleben.

Andererseits muss hier mit großer Hochachtung angemerkt werden, wie faszinierend es ist, den Körper bei seinen Ausgleichs- beziehungsweise Kompensationsleistungen zu bewundern. Es ist tatsächlich erstaunlich, unter welchen Belastungen es dem menschlichen Organismus immer wieder gelingt, sich zu organisieren und zu regenerieren.

info Bei einem Mangel an bestimmten Mineralstoffen
kommt es zu ganz bestimmten Symptomen, die sich klar ab-
grenzen lassen.

Es geht nun darum, den Ursachen nachzugehen, warum der Stoffwechsel eingeschränkt ist und es zu einer Zunahme des Gewichtes kommt. Von besonderer Bedeutung ist in diesem Zusammenhang, dass bei der Ernährung nicht einseitig nur auf die Fettzufuhr
und deren Einschränkung geachtet wird. In Amerika wird hauptsächlich »fat free« gegessen, in dem Glauben, man könnte so der
Dickleibigkeit entkommen. Aber gerade dort kann man sehr viele
besonders dicke Menschen beobachten, die von der Vergeblich-
keit ihrer Bemühungen um eine Gewichtsabnahme zu berichten
wissen. Aber auch bei uns ist »fat free« oder 0,0 Prozent Fett immer mehr der Renner in den Joghurt-Regalen der Supermärkte.

Stoffwechselblockade Eiweiß

Eiweiß ist ein wichtiger Baustein in unserem Körper. Eiweißstoffe
(Proteine) sind meist sehr komplexe Moleküle. In unserem Körper gibt es an die 50 000 (!) verschiedene Proteinmoleküle, wobei
sich in jeder Zelle ungefähr 4000 bis 5000 davon befinden.

Der Mensch nimmt Proteine über die Nahrung auf. 20 Aminosäuren sind besonders wichtig, die der Mensch nicht selbst herstellen kann. Das sind die essentiellen Aminosäuren. Aminosäu-

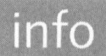 Nur Pflanzen können von sich aus Proteine aufbauen.

ren sind die Bausteine des Lebens, ihre Abfolge bestimmt den genetischen Code des Menschen.

Proteine haben im Körper wichtige Aufgaben. Sie sind:

- Enzyme, Hormone
- Transportenzyme (zum Beispiel Hämoglobin)
- Speicherprotein (zum Beispiel Ferritin als Speicher für Eisen)
- Bewegungsproteine wie Kollagene für Bänder und Sehnen
- Antikörper zur Immunabwehr
- Überträger von Nervenimpulsen (zum Beispiel beim Sehvorgang)
- Der Eiweißbedarf pro Tag und Kilogramm Körpergewicht beträgt etwa 0,8 Gramm oder zehn Prozent der Nahrungsaufnahme. Bei Frauen beläuft sich der tägliche Bedarf auf durchschnittlich 48 Gramm und bei Männern auf 59 Gramm Eiweiß (nach DGE, Deutsche Gesellschaft für Ernährung). Der Organismus kann Eiweiß nicht selbst herstellen, weshalb er auf die Zufuhr existenziell angewiesen ist.

Der Aufnahme von pflanzlichem Eiweiß ist besonderes Augenmerk zu schenken. Pflanzliches Eiweiß kann der Körper nur langsam aufschließen. Eine Überversorgung mit Eiweiß ist daher nicht möglich. Von besonderer Bedeutung ist der möglichst hohe Anteil an essentiellen Aminosäuren. Tierisches Eiweiß ist schneller verfügbar als pflanzliches. Gleichzeitig belastet es aber den Körper mit zu viel Fett, Cholesterin, Purinen, Pestizidrückständen und Hormonen.

Fische haben besonders wertvolles Eiweiß. 200 Gramm decken den halben Eiweißbedarf eines erwachsenen Menschen. Sie versorgen den Körper außerdem mit Jod, den Vitaminen A und D, Omega-Fettsäuren und sind besonders reich an Kalium und Phosphaten. Fische können allerdings auch Quecksilber enthalten, wobei Hochseefische weniger belastet sind.

Heutzutage wird Eiweiß als Nahrungsbestandteil durch die Werbung sehr stark in den Vordergrund gestellt. Aber Milch und Milchprodukte beanspruchen im Körper einen anspruchsvollen Verarbeitungsprozess, wofür wertvolle Mineralstoffe (Betriebsstoffe) zur Verfügung stehen müssen. Das Gleiche gilt für Fleischprodukte.

Bedeutung der Schüßler-Salze im Eiweißstoffwechsel

Der Umbau von Eiweiß erfolgt in sehr komplexen chemischen Vorgängen. Doch ist er, soweit wir es aus der Biochemie nach Dr. Schüßler her beobachten können, ohne Beteiligung von Calcium phosphoricum Nr. 2 nicht möglich.

Wird dem Körper zu viel Eiweiß angeboten, entsteht ein Engpass der an den Umbauprozessen beteiligten Betriebsstoffe. Der Körper muss dann Ersatzmechanismen aufbauen. Eiweißstoffe beziehungsweise Eiweißflocken, die er nicht mehr abbauen kann, werden angelagert. Es kommt zur so genannten Eiweißdickleibigkeit. Oder das überschüssige Eiweiß, das der Körper nicht mehr zur Gewinnung des körpereigenen Proteins benötigt, wird in der Leber zu Glukose und bei allzu viel Eiweiß zu Fett umgebaut. Je mehr der Mensch die so genannten gesunden Eiweißstoffe in sich hineinstopft, umso intensiver muss der Ersatzmechanismus arbeiten.

Wenn kein Eiweiß zugeführt wird, verlangt der bei einem Menschen mit übermäßiger Eiweißzufuhr aufgebaute Apparat nach dem gewohnten Eiweiß. Es kommt zu einer regelrechten Eigendynamik, der Eiweißschaukel, die den Verzehr von Eiweiß ungemein steigert. Solange dieser Mechanismus nicht durchbrochen wird, bleibt das starke Verlangen bestehen.

Leber und Niere sind die Hauptorgane für den Proteinstoffwechsel. Sie leisten die Proteinsynthese, den Aminosäurenabbau und die Harnstoffsynthese. Die Endprodukte werden hauptsächlich über den Harn ausgeschieden. Bei diesem Abbau wird auch Ammoniak gebildet, das durch die Leber zu Harnstoff umgebaut werden muss, der über die Niere ausgeschieden wird. Fleisch enthält auch Purine, die den Stoffwechsel belasten, weil sie in Harnsäure abgebaut werden.

Purinstoffwechsel und Harnsäurebelastung

Purine sind Bestandteile der Nukleinsäure. Adenin und Guanin, die körpereigenen Purinkörper, werden aus kleinen Bruchstücken aufgebaut, aber auch aus purinhaltigen Nahrungsbestandteilen aufgenommen. Im Stoffwechsel werden sie zur Harnsäure abgebaut. Die Harnsäure wird vor allem durch die

Niere (70 bis 90 Prozent), der Rest durch den Verdauungstrakt ausgeschieden.

Purinstoffreiche Nahrung wie Rindfleisch, aber auch Kaffee stellt für den Organismus eine Herausforderung dar, weil auf Dauer eine hohe Harnsäurebelastung entsteht. Die nimmt den Haushalt an Natrium phosphoricum Nr. 9 stark in Anspruch.

Stoffwechselblockade Fett

Der tägliche Fettbedarf beträgt rund 20 bis 30 Gramm Butter. Pro Tag sollte man nicht mehr als 30 Prozent der benötigten Gesamtenergie in Form von Fett aufnehmen. Dabei sollten zehn Prozent des täglichen Bedarfs mit essentiellen Fettsäuren gedeckt werden.

Besonders zu achten ist auf die so genannten versteckten Fette, vornehmlich beim Fleischkonsum. Diese sind reich an gesättigten Fettsäuren und Cholesterin. Bei einem täglichen Bedarf von 10 000 Kilojoule (KJ), das entspricht etwa 2400 Kilokalorien (Kcal), sollten Sie generell nicht mehr als 77 Gramm Fett aufneh-

info   Die Energie der Nahrung wird in Joule gemessen. 1 Joule ist die Energiemenge, die benötigt wird, um 100 Gramm um einen Meter in die Höhe zu heben. Joule ist daher ein Maß für den Energieverbrauch. Für einen 25-jährigen Erwachsenen nimmt man einen Grundumsatz von 100 Kilojoule pro Tag und Kilogramm Körpergewicht an.

men. Achten Sie besonders auf die Vemeidung von gehärteten Fetten, den so genannten Transfetten!

Für den Organismus ist es wesentlich leichter, Kohlenhydrate umzuwandeln und dabei die in ihnen enthaltene Energie (aus der Photosynthese der Pflanzen stammende Sonnenenergie) zu entnehmen und zu verwerten, als dies bei den Fettstoffen möglich ist. Diese müssen, damit der Organismus auch aus ihnen die gespeicherte Energie für sich nutzbar machen kann, zuerst aufgespalten werden. Diese Stufe in der Verarbeitung von Fetten wird Verseifungsprozess genannt, für den vorwiegend die Galle zuständig ist und wofür Natrium phosphoricum Nr. 9 benötigt wird.

Bedeutung der Schüßler-Salze im Fettstoffwechsel

Steigt der Säurespiegel im Körper an, ist es dem Organismus aufgrund des dabei entstehenden Natrium-phosphoricum-Mangels nicht mehr möglich, für die Fettverarbeitung den benötigten Mineralstoff zur Verfügung zu stellen. Es entsteht ein Überschuss an Fetten, der sich verschieden auswirken kann.

Der Organismus versucht, das Fett auszuscheiden, mit dem er aufgrund des Natrium-phosphoricum-Mangels nicht mehr zurechtkommt. Da er immer in großer Weisheit handelt, wird vorerst das minderwertige Fett abgestoßen. Das zeigt sich an fetten Hautstellen, vor allem im Gesicht, an schnell fettenden Haaren und verstopften Talgdrüsen in der Haut, den Mitessern oder Pickeln.

Da der Organismus zuerst das minderwertige Fett, also den Talg abstößt, besteht die große Gefahr, dass sich die Hautöffnungen der Drüsen verstopfen. Durch diese Belastung entzündet sich

info   Mitesser sind zu unterscheiden vom Hautgrieß, der Ablagerungen von Faserstoff enthält und sich nicht ausdrücken lässt. Hautgrieß ist das Zeichen für ein Defizit an Kalium chloratum Nr. 4.

die Drüse, und es bildet sich ein roter Hof. In Zeiten besonderer Belastungen und Spannungen, durch die besonders viel Säure entsteht, wie in der Pubertät, sind solche Pickel geradezu kennzeichnend. In schweren Fällen führt dies zur Akne, einer Erkrankung des Talgdrüsenapparates.

In den beschriebenen Formenkreis gehört auch das chronische Auftreten von Abszessen, im Besonderen von Schweißdrüsenabszessen. Die durch die Entzündung der verstopften Drüsen entstandene Abwehrschwäche öffnet eindringenden Krankheitserregern Tür und Tor. Der beim Abwehrkampf entstehende Eiter ist das Kennzeichen eines Abszesses.

Fettleibigkeit ist ein Zeichen für einen Mangel an Natrium phosphoricum Nr. 9 und damit auch für eine Säurebelastung. Das überschüssige Fett wird im ganzen Körper angelagert und kann nur schwer abgebaut werden. Viele Menschen plagen sich mit regelrechten Hungerkuren, die wenig Erfolg bringen, wenn sie nicht über diese Zusammenhänge aufgeklärt werden.

Wenn der Mangel an Natrium phosphoricum Nr. 9 lange andauert und bereits viel Fett ausgeschieden wurde, entsteht ein Fettmangel, obwohl die Dickleibigkeit nicht zurückgeht. Der Fettmangel zeigt sich an der Körperoberfläche in spröden, trocke-

Aus der Praxis

Für manche Brillenträger ist es sehr lästig, wenn sich die inneren oberen Ecken der Gläser mit Fett beschlagen. Der Fettbelag entsteht immer wieder, sooft auch die Brille gesäubert wird. Er ist ein Zeichen für eine Übersäuerung und den Mangel an Natrium phosphoricum Nr. 9, wodurch der Organismus gezwungen ist, Fett abzustoßen.

Bei manchen Menschen sammelt sich das Fett an einem bestimmten Punkt im Körper als Fettgeschwulst, welche als Lipoma bezeichnet wird. Es sind dies langsam wachsende, meist kugelförmige Geschwülste, die bevorzugt im Unterhautzellgewebe entstehen und gutartig sind.

nen (fettarmen) Haaren und vor allem in einer trockenen (fettarmen) Haut, die spannt. Für Menschen, die davon betroffen sind (das sind auch korpulente), ist das Spannen der Haut sehr unangenehm, ja es kann sogar unerträglich werden. Sie wollen ihrer Haut eine fettende Creme zuführen, um die Spannung zu lindern.

Stoffwechselblockade Schadstoffe

Bevor auf die nächste Gruppe von Störungen im Stoffwechsel eingegangen werden kann, bedarf es einer konsequenten Begriffsklärung. Nicht umsonst ist der Begriff »Schlacken«, die sich im menschlichen Körper befinden, sehr umstritten. Er wird verschieden verwendet.

So verstehen die einen darunter ausschließlich die Säuren, die im Ablauf des Stoffwechselgeschehens entstehen und neutralisiert und ausgeschieden werden müssen. Dann gibt es auch jene Stoffe, die nach dem Umbau der Säuren als Salze vorliegen und mit denen der Körper zurechtkommen muss. Es gibt aber auch Stoffe, die als belastende, für den Stoffwechsel nicht notwendige Verbindungen im Zuge der Nahrungsaufnahme in den Körper gelangen und bei der Energiegewinnung aus der Nahrung (Verbrennung) als belastende und auszuscheidende Restbestände übrig bleiben. Dann gibt es noch alle jene Chemikalien, die in der Nahrungsmittel- und pharmazeutischen Industrie eingesetzt werden und die der Körper ebenfalls erst einmal »verdauen« muss.

> **info** Wenn im Körper Schlacken entstehen, ist das Gleichgewicht zwischen Aufnahme und Ausscheidung gestört.

Was sind Schlacken?

Um die Entstehung von Schlacken zu verstehen, ist es notwendig, zuerst den Stoffwechsel im Körper zu betrachten. Das Gleichgewicht zwischen den aufgenommenen Nahrungsmitteln und den ausgeschiedenen Stoffen wurde vor allem durch den industriellen Eingriff in die Nahrungsmittelproduktion gestört: durch Denaturierung und Isolierung von Nahrungsmitteln, die kein körperökologisches Gleichgewicht mehr besitzen. Sie liefern dem Organismus im Zuge der Wärme- und Energiegewinnung nicht mehr jene Betriebsstoffe, die er für den rückstandsfreien Abbau der aufgenommenen Nahrungsmittel benötigen würde (siehe »Dick machende Nahrungsmittelindustrie«, Seite 18 f.).

Es gibt allerdings durchaus auch »natürliche« Schlacken (Stoffwechselendprodukte), einfach Stoffe, die in den Nahrungsmitteln enthalten sind (zum Beispiel Zellulose) und die der Körper nicht verarbeitet, sondern über Stuhl und Harn wieder ausscheidet. Verdauung ist also auch Schlackenabbau, wie die Atmung und die Transpiration (Schwitzen). Ist der Stoffwechsel nur mit naturgemäßen Stoffen konfrontiert, so kann der Schlackenabbau rückstandsfrei erfolgen.

Im weitesten Sinne könnte auch bei dem üblicherweise sehr hohen Anteil an Harnsäure und anderen Säuren im Stoffwechselprozess von Schlacke gesprochen werden. Doch die Harnsäure ist ein natürliches Abbauprodukt des Eiweißstoffwechsels. Der ungesunde, belastende Anteil an Harnsäure entsteht durch den übertriebenen Genuss von Nahrungsmitteln mit hohem Eiweißgehalt.

Belastungen durch chemische Produkte

Dabei handelt es sich um Abgase mit all ihren chemischen Stoffen, die wir einatmen, oder um Zusatzstoffe, die die Industrie unserer

info Die Verdichtung der Schwermetalle über die Nahrungskette ist enorm. Wenn man bedenkt, dass ungefähr 15 Kilogramm Körner für die Gewinnung von einem Kilogramm Hühnerfleisch aufgewendet werden müssen! Das trifft alle, die vorwiegend Fleisch als Bestandteil ihrer Ernährung verzehren.

Nahrung als Farb-, Konservierungs- und Schönungsmittel beifügt und die sogar in Arzneimitteln als tolerierte Mindermengen enthalten sind. Es sind die Verbrennungsstoffe, welche beim Rösten des Kaffees, beim Räuchern oder Grillen von Fleisch entstehen, um Gifte, die jeder auch als passiver Raucher einatmet,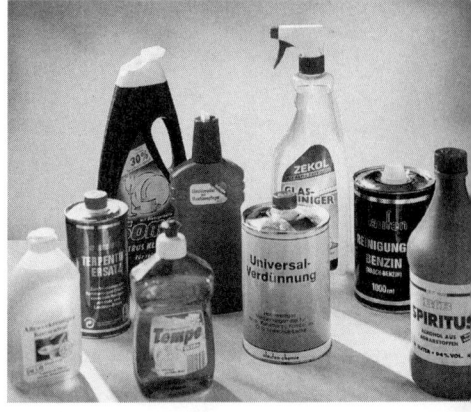
um chemische Stoffe, die durch Medikamente eingenommen werden, und vor allem um Belastungsstoffe, die infolge der Umweltverschmutzung in unseren Nahrungsmitteln enthalten sind, beispielsweise Pestizide oder Schwermetalle. Ebenso problematisch sind die vielen direkt als giftig einzustufenden Farbstoffe der Bekleidungsindustrie und die Lacke und Klebstoffe sowie andere Chemikalien der Möbelindustrie und der Lacke und Farben im Wohnbereich. Wer nicht aufpasst und nicht genau hinschaut, holt sich heute eine belastende Umwelt direkt ins Haus. Auch Vegetarier tragen Belastungen, weil es vor allem in den Hüllen der Getreidekörner zu einer Anhäufung von Schwermetallen kommt. Trotzdem besitzt der Verzehr von Getreide, vor allem aus biologischem Anbau, die geringste Belastung.

Beim Wärme gewinnenden Prozess der Oxidation sowie bei allen anderen Umwandlungsprozessen in der Zelle bleiben Rückstände, welche als Schlacken bezeichnet werden können. Dazu gehören etwa die Endprodukte von Bakterien, die durch die Leukozyten unschädlich gemacht werden, oder tote Zellen, die durch hohe Temperaturen entstehen.

Bedeutung der Schüßler-Salze bei der Entschlackung

Damit der Organismus mit diesen vielen verschlackenden Belastungen zurechtkommt, benötigt er Natrium sulfuricum Nr. 10. In Zeiten geringerer Entschlackung, weil der Organismus mit anderen wichtigen Lebensvorgängen beschäftigt ist, sammeln sich die diversen Schadstoffe an. Das passiert im Winter ebenso wie im Sommer durch die dauernde Notwendigkeit, die Körpertemperatur auszugleichen sowie einen erhöhten Stoffwechselumsatz zu leisten.

Geht die Anhäufung der Schadstoffe zu weit, »wird das Fass zum Überlaufen gebracht«. Das ist in einem Gefühl von zerschlagenen, matten Gliedern zu spüren, dem Vorzeichen eines grippalen Infekts, der im Grunde genommen ein Reinigungsprozess ist. Der Schüttelfrost, der den Vorgang begleitet, ist der Versuch des Organismus, auf dem Wege einer Verkrampfung der ableitenden Gefäße die überschüssige Schlackenflüssigkeit loszuwerden. Wenn es durch unverzügliche Einnahme von Natrium sulfuricum Nr. 10, eine Ruhephase und kurzfristigen Verzicht auf jede belastende

> **tipp** Eine empfehlenswerte Kombination der Mineralstoffe nach Dr. Schüßler zur Abwendung einer drohenden Erkältung: 30 Stück Natrium sulfuricum Nr. 10 und zehn Stück Ferrum phosphoricum Nr. 3 abends einnehmen.

Nahrung gelingt, die Verschlackung zu reduzieren, kann die Erkrankung abgewehrt werden.

Der abbauende Flüssigkeitshaushalt wird durch Natrium sulfuricum Nr. 10 besorgt. Überall, wo
der Abbau von Flüssigkeit erfolgt,
die mit Schadstoffen verknüpft
ist, ist Natrium sulfuricum ange-
bracht.

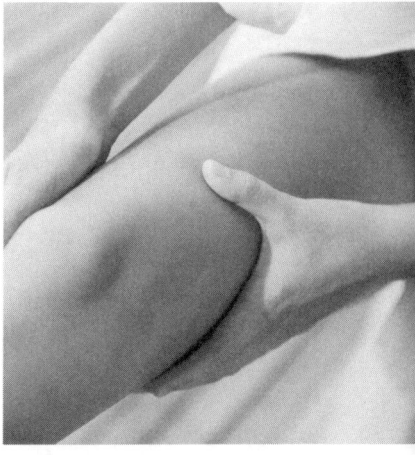

Bei einem Defizit an diesem
Mineralstoff zeigen sich verquol-
lene Augen, geschwollene Hände und Finger und vor allem geschwollene Füße und Unterschenkel. Steht dem Organismus der
notwendige Mineralstoff längere Zeit nicht zur Verfügung, wird
die Schlackenflüssigkeit im Körper verteilt, sie »versackt« regelrecht ins Gewebe. Dieser Zustand wird als Hydrämie beschrieben.
Ein beißender Juckreiz und in weiterem Fortschreiten der weite
Formenkreis der Neurodermitis sind die Folge.

Stoffwechselblockade Säure

Es gibt mehrere Arten von Säure im Körper:
- Harnsäure als Endprodukt des Purinstoffwechsels
- Milchsäure als Ergebnis von Muskeltätigkeit
- Kohlensäure in Blut und Lunge, die verantwortlich ist für den
  Ausgleich des Säure-Basen-Haushaltes

- Salzsäure, die zur Verdauung im Magensaft notwendig ist
- Essigsäure, ein Endprodukt von Gärungsvorgängen im Verdauungstrakt
- Fettsäuren, unter anderem zum Aufbau des Säureschutzmantels der Haut. Besonders fette Haut hat einen niedrigen pH-Wert, wodurch das Eindringen von Bakterien begünstigt wird. Diese Problematik ist auch bei einem erhöhten Cholesterinspiegel zu beachten.

info   Die Säureschaukel

Wird der Körper mit viel Säure belastet, so baut der Organismus einen chemischen Mechanismus auf, mit dem er im Stande ist, diese Belastung auszugleichen. Je stärker die Belastung, umso stärker muss der Organismus arbeiten, damit er mit der anfallenden Säure zurechtkommt. Wenn dann plötzlich durch Veränderungen in der Lebensweise und der Ernährung nur noch wenig Säure zugeführt wird, schreit der aufgebaute chemische Apparat nach mehr Säure, die Säureschaukel schlägt zu. Das erklärt den Hang mancher Menschen zu sauren Früchten wie Grapefruit oder zu trockenem, säurebetontem Weißwein. Die dahinterliegende Schaukel muss abgebaut werden, denn der Satz »Sauer macht lustig« stimmt auf keinen Fall.

Die Folgen der Übersäuerung lassen sich in vier Punkten zusammenfassen:

1. Entmineralisierung des Körpers: Probleme an den Haaren und Nägeln, Bindegewebsschwäche, Zahnkaries, Schädigung der Blutgefäßwandungen wie Krampfadern und Hämorrhoiden, Osteoporose, Altersknochenbrüche, Leistenbrüche, Bandscheibenschäden und so weiter.

2. Durch die dauernde Überforderung der Niere entsteht eine Reduzierung der Filtrationsfähigkeit, wodurch die auszuscheidenden Belastungsstoffe im Körper abgelagert werden. Alle Ablagerungsstoffe verbrauchen, damit sie überhaupt lagerfähig sind, zur chemischen Bindung viele wertvolle Betriebsstoffe. Die Folge können Rheuma, Arthritis, Gicht und alle Steinablagerungen (Galle, Niere) sein.

3. Die Belastung der Niere ist ebenfalls der Ausgangspunkt verschiedener Krankheiten, weil bestimmte Organe besonders empfindlich auf die Verunreinigung des Körpers reagieren. Auf sie wirken sich die in Lösung befindlichen Belastungsstoffe besonders stark aus. Außerdem leiden sie daran, dass die eigenen Abfallstoffe, welche durch den alltäglichen Betrieb produziert werden, nicht abtransportiert werden können. Zu den Folgen gehören Kreislaufstörungen, Schädigung des Seh- und Hörvermögens, Starkrankheiten, Arteriosklerose mit Endstation Herzinfarkt und Schlaganfall.

4. Schwächung des Immunsystems: Da sich die überschüssige Säure an die Lymphozyten hängt, wird das Immunfeld empfindlich geschwächt. Es entsteht eine Anfälligkeit gegenüber allen Infektionskrankheiten, angefangen von der simplen Erkältung bis zu schwersten Infektionen.

Stoffwechselblockade externe Stoffe

Weitere Stoffe, die den Körper belasten, kommen von der Nahrungsmittelindustrie und der pharmazeutischen Industrie. Dabei handelt es sich um Farb-, Zusatz-, Hilfs- oder Konservierungsstoffe, um Weichmacher, wie zum Beispiel beim Kaugummi, die selbstverständlich alle gesetzlich genehmigt sind. In der Medizin sind es Stoffe, die einerseits unter Umständen lebensrettend sind, aber auf der anderen Seite den Organismus schwer belasten, unter anderem das häufig eingesetzte Cortison, Chemotherapeutika, Psychopharmaka, Hormone und Antibiotika. Letztlich muss jede Arznei vom Körper metabolisiert (umgebaut) werden.

> **info** Die chemische Industrie produziert jährlich 3000 neue Stoffe, die der Organismus nicht kennt. Insgesamt sind es schon über 60 000.

Immer wieder berichten Menschen, die solche starken Medikamente einnehmen mussten, dass sie auf einmal fünf, zehn oder gar mehr Kilogramm zugenommen haben. Zu beobachten ist aber, dass sie dann trotz größter Mühen nicht wieder abnehmen können.

Durch die Belastung des Körpers mit Stoffen, die er nicht kennt und die er nicht abbauen kann, ist dieser zu einer Notmaßnahme gezwungen. Er beginnt, diese Stoffe im Ge-

webe einzulagern. Da aber das Gewebe meist schon sehr belastet ist, was bei kranken Menschen nachvollziehbar ist, ist der Organismus gezwungen, neues Gewebe aufzubauen.

Das muss er auch bei Stoffen, die er nach und nach wieder abbauen kann. Diesen Zusammenhang kann man am besten nach der Anwendung von Cortison beobachten.

Vergiftete Umwelt

Ebenso fatal wirken sich schädliche Baustoffe, aber auch bestimmte Farbstoffe aus der Textilbranche aus, die über die Haut aufgenommen werden und zu erheblichen Sensibilisierungen, in späterer Folge zu den schon erwähnten Gewebseinlagerungen führen.

Die Umweltvergiftung belastet unseren Körper zunehmend. Es handelt sich dabei auch um Verbrennungsstoffe aus dem Verkehr, um Spritzmittel im Agrarbereich, um Lösungsmittel und Farbstoffe in der Möbelindustrie, im Maler- wie auch im Fliesenlegergewerbe, um die Verbrennungsstoffe der Zigaretten, um die Röststoffe des Kaffees und die belastenden Stoffe, die sich beim Räuchern im Fleisch einnisten. Nicht zu vergessen jene Stoffe, die in der Bekleidungsindustrie sowie chemischen Reinigungen verwendet werden. Aber auch in den Haushalten gibt es genug Belastung für den Körper mit diesen Stoffen durch entsprechende Waschmittel und Weichmacher.

Nikotinentzug – kein einfaches Vorhaben

Vielfach sagen Raucher, dass sie nicht aufhören wollen, weil sie dann sofort viel zunehmen würden. Es liegt dabei folgender Vorgang zugrunde:

Durch das Rauchen muss der Organismus seine Stoffwechseltätigkeit auf diese ständige Belastung einstellen. Je mehr jemand raucht, umso intensiver muss dieser chemische Apparat arbeiten. Wenn dann nicht mehr geraucht wird, »schreit« dieser aufgebaute chemische Apparat nach seiner »Aufgabe«. Damit wäre die »Nikotinschaukel« erklärt, aber auch die Sucht.

Wenn es dann ein Raucher schafft aufzuhören, wenn er die genannte Schaukel zu durchbrechen schafft, müssen die angesammelten Stoffe entsorgt werden, die überall im Körper ungeordnet und spontan abgelagert wurden. Da meistens keine begleitende ausscheidende Entlastung des Körpers vorgenommen wird, müssen diese Stoffe in neu zu bildendes Gewebe eingelagert werden. Das ist deshalb notwendig, weil dann diese Stoffe das aktuelle Stoffwechselgeschehen nicht mehr direkt belasten. Der Körper ist immer bemüht, seine ihn durchströmenden Flüssigkeiten möglichst zu reinigen. Wenn er Stoffe über seine beiden hauptsächlichen Ausscheidungsorgane, die Niere und die Leber, nicht abbauen kann, muss er sie, wie oben schon beschrieben, in neu zu bildendes Gewebe einbauen. Das führt dann zu der so abschreckenden Gewichtszunahme, welche eigentlich nicht sein müsste.

Viele Fremdstoffe, denen der Mensch heute ausgesetzt ist, haben letzten Endes dieselbe Wirkung. Da dem menschlichen Körper die Abbaustoffe, vor allem auch die Meta-

bolisierungsmechanismen für den Abbau der Fremdstoffe fehlen, ist er gezwungen, Gewebe aufzubauen, um die Fremdstoffe aus dem Stoffwechsel herauszubekommen. Dieser Zusammenhang verweist direkt auf die oft vergeblichen Versuche abzunehmen.

Vergebliche Versuche abzunehmen

Immer wieder begegnen uns Menschen, die über ihre Versuche abzunehmen erzählen. Häufig haben sie schon resigniert. Wenn sie aber beginnen, die Zusammenhänge allmählich zu durchschauen, beginnen sie wieder Mut zu schöpfen. Fast alle haben nämlich erlebt, dass sie bei ihren Bemühungen, ganz gleich, nach welcher Methode, anfänglich gute Erfolge hatten und das Gewicht sich zusehends verringerte. Was sie aber nicht wussten, war, dass in dem Maße, in dem sie abnahmen, die Konzentration der Schadstoffe in den Körperflüssigkeiten zunahm.

Der Organismus kann aber die Ansammlung von Schadstoffen im Stoffwechsel nur bis zu einer gewissen Konzentration zulassen. Dann geht nichts mehr. Uns haben Menschen berichtet, dass sie tage-, ja wochenlang fast nichts mehr gegessen und trotzdem nicht mehr abgenommen hätten. Langsam schleicht sich dabei ein Ermüdungseffekt ein, die Konsequenz lässt nach, die Resignation siegt, man beginnt wieder zu essen. Dann setzt aber eine regelrechte Sucht nach Essen ein. Das ist dann jener Zeitpunkt, an dem der Körper die in Lösung gehaltenen Schadstoffe wieder in die aufzubauende Substanz ein-

info Durch die wachsende Menge an Giftstoffen in Umwelt und Nahrung droht den Menschen nach Ansicht von Experten der »Öko-Kollaps«. Darauf hat die Deutsche Gesellschaft für Umwelt und Humantoxikologie (DGUHT) hingewiesen. Jeder vierte Deutsche hat den Angaben zufolge ein angegriffenes Immunsystem und leidet unter Allergien. Die wachsende Zahl von Erkrankungen sei Ausdruck einer stetig steigenden Ansammlung von Schadstoffen im Körper. Wissenschafter sprechen in diesem Zusammenhang vom MCS-Syndrom. MCS steht für Multiple Chemical Sensitivity, der Überempfindlichkeit auf mehrere chemische Stoffe, und ist nach Darstellung der DGUHT eine zunehmend häufige Reaktion auf die allgegenwärtigen giftigen Chemikalien in Luft, Wasser und Nahrungsmitteln. Hauptsächlich geschädigt durch Giftstoffe sind Immun- und Nervensystem sowie der Hormonhaushalt. Für den »Öko-Kollaps« genügt bei einer Vorschädigung bereits eine geringe Dosis an Chemikalien, Rauch oder Duftstoffen.

baut – und die Voraussetzung dazu wird ihm durch das Essen zugeführt.

Der Jo-Jo-Effekt, die Gewichtszunahme nach einer Diät, kann durch entsprechende Maßnahmen vermieden werden. Das gelingt aber nicht ohne innere Konsequenz und eine entsprechende Einstellung.

Folgen der Stoffwechselblockaden

Grundsätzlich kann zusammenfassend festgestellt werden, dass eine Überlastung des Stoffwechsels meistens zu einer Gewichtszunahme führt. Hinzu kommt die ständig zunehmende Bewegungsarmut. Schwerwiegender sind die dabei auftretenden Allergien, die Hautprobleme und direkten Erkrankungen einzelner Organe oder des gesamten Körpers.

Die Leistungsfähigkeit lässt nach

Damit der Körper Leistungen erbringen kann, benötigt er die entsprechenden Betriebsstoffe beziehungsweise Treibstoffe. Der entscheidende Betriebsstoff für die Leistung überhaupt ist Kalium phosphoricum Nr. 5. Wird der Speicher ausgeschöpft, sinkt die Leistungsfähigkeit, ganz gleich, ob es sich um Denkleistungen oder Leistungen der Muskulatur handelt. Die Erschöpfung kann so weit führen, dass kaum noch etwas gegessen werden kann, weil die Energie zur Verdauung fehlt. Oder der Mensch wird von einer Übelkeit geplagt, die vorübergehend, aber auch dauernd sein kann.

hinweis Wir unterscheiden in der Biochemie nach Dr. Schüßler die Übelkeit durch Aufregung, die ein Defizit an Kalium sulfuricum Nr. 6 anzeigt, und die Übelkeit durch Anstrengung, die auf ein Zuwenig an Kalium phosphoricum Nr. 5 hinweist.

Bei der Abnahme des Speichers an Calcium phosphoricum Nr. 2 werden die Muskeln nicht mehr ausreichend versorgt. Es stellen sich in der Folge Muskelkrämpfe ein, und an Wanderungen oder Spaziergänge ist dann kaum noch zu denken.

Die Bewegungsfähigkeit ist eingeschränkt

Unter dem Eindruck des zunehmenden Mangels an Betriebsstoffen, aber auch Baustoffen können nicht mehr alle abgenutzten und überbeanspruchten Stellen in den Gelenken, Muskeln, Knochen oder wo immer ausreichend versorgt und regeneriert werden. Bei größeren Belastungen führt das in den entsprechenden Körperteilen zu Schmerzen. Damit der Mensch nicht mehr in die Bereiche kommt, die schmerzend sind, wird die Bewegungsfähigkeit eingeschränkt.

Der Kopf lässt sich dann nicht mehr so weit zurückbewegen, dass man über die Schulter blicken kann. Vielleicht ist dann ein Muskel so angespannt, dass er bei der geringsten Belastung zu schmerzen beginnt. Wird dieser Muskel nicht versorgt, beginnt der Organismus die Bewegung so einzuschränken, dass sie nicht mehr an diese Belastung heranführt. Der solcherart Leidende wird dann den gesamten Oberkörper bewegen müssen, um zurückblicken zu können.

Solche Einschränkungen sind nicht nur in der Halswirbelsäule möglich, sondern im gesamten Bereich des Rückgrates und in allen Gelenken. Das Rückgrat wird steif »wie ein Stock« und der Boden erscheint sehr weit entfernt, wenn es um das Aufheben irgendeines Gegenstandes geht. Die Arme sind dann nicht mehr frei beweglich und erreichen mit den Händen lange nicht mehr alle Bereiche des Rückens. Zur Fußpflege wird fremde Hilfe benötigt, denn die Zehen wurden im Laufe der Zeit unerreichbar.

Die Nahrungsvielfalt nimmt ab

Nehmen die Speicher der Mineralstoffe immer mehr ab, arrangiert sich der Betroffene damit, indem er nicht mehr alles verträgt, was er früher gerne gegessen hat.

Allerdings besteht auch die Möglichkeit, dass er auf bestimmte Speisen nicht nur ablehnend reagiert, weil er sie schlecht verträgt, sie schlecht verdauen kann oder weil sie im Magen drücken. Nein, es ist auch möglich, dass der Organismus auf spezielle Speisen panisch im Sinne einer Allergie reagiert (siehe auch »Neigung zu Allergien«, Seite 95 ff.). Dann sind die Deponien schon ziemlich voll im Unterschied zu Unverträglichkeiten aus einem Mangel an bestimmten Betriebsstoffen, den Mineralstoffen nach Dr. Schüßler.

Gewichtszunahme

Sie ist das zentrale Problem der gesamten Störungen im Stoffwechselgeschehen. Allerdings muss die Gewichtszunahme differenziert betrachtet werden. Erst eine genaue Unterscheidung macht den Weg für die Auswahl der angemessenen Entscheidungen frei.

Fett – schwabbeliges Fleisch

Die durch Fett verursachte Dickleibigkeit ist meistens von Fettbacken begleitet, unter Umständen auch von einem Doppelkinn. Das Fett bildet eine mehr oder weniger dicke Einlagerung direkt unter der Haut, das so genannte Bindehautfett. Sie wird häufig abgesaugt, was aber nur die Folge einer Stoffwechselstörung behebt und nicht deren Ursache. Auch die Organe sind von einem lebensnotwendigen Fettmantel umgeben, der sie schützt. Bei einer Zunahme des überschüssigen Fettes kommt es auch hier zur Fetteinlagerung. Man spricht dann zum Beispiel von einer Herzverfettung oder einer Fettleber.

Eiweiß – festes Fleisch

Wenn dem Körper mehr Eiweiß zugeführt wird, als er verarbeiten kann, dann beginnt er es anzulagern. Besteht dazu noch zusätzlich ein Mangel an Calcium phosphoricum Nr. 2, dann wird der Prozess beschleunigt, denn es ist dem Organismus noch weniger möglich, das zugeführte Eiweiß in körpereigenes umzubauen. Meistens ist der gesamte Prozess von einer Übersäuerung des Körpers begleitet. Diese bewirkt, dass »säuregetränkte« Eiweißflocken in das Gewebe eingelagert werden. Das wird dann landläufig als »Orangenhaut« bezeichnet. Die Eiweißdickleibigkeit ist gekennzeichnet durch festes, kompaktes Fleisch, das nicht schwabbelt. Am ehesten kommen dieser Erscheinung die Ausdrücke »proper« und »drall« nahe.

Schadstoffe – wässeriges Fleisch

Die »Schadstofflösung« verwässert das Gewebe. Sie versackt ins Gewebe, vor allem unter die Oberhaut, und verwässert unter Umständen sogar das Blut. Der Körper ist dann mit diesen Problemflüssigkeiten prall gefüllt, wodurch eine hohe Spannung an der Oberfläche entsteht. Er hat dann mehr eine schwingende Bewegung, die ganz anders geartet ist als bei Dickleibigkeit durch Fett.

Menschen können durch Schadstoffe förmlich auseinandergehen, ja regelrecht »aufgeblasen« werden. Die Schadstoffe werden vom Körper mangels Betriebsstoffen nicht umgebaut und ausgeschieden. Sie werden an Flüssigkeit gebunden, und zugleich wird versucht, sie in Zellen einzuschleusen, damit sie aus dem Stoffwechsel entfernt werden und der Betrieb des Körpers nicht allzu sehr beeinträchtigt ist. Das durch Schadstoffe gefüllte Gewebe, die Schadstoffdickleibigkeit, zeigt sich in einem auf und ab schwingenden Oberkörper, er schwabbt regelrecht.

Neigung zu Allergien

Immer wieder muss darauf hingewiesen werden, dass der menschliche Körper mit Schadstoffen belastet wird. Ja, er kommt sogar mit einer ziemlichen Belastung an diesen Stoffen zur Welt, was durch Professor Walter Langreder erforscht wurde. Er schreibt, es reiche, »wenn die Zwischenzellräume und Lymphgefäße auch nur eines einzigen Gewebsgebietes prall mit Schadstoffen gefüllt sind, dass es zu Allergien kommt. Die Überbürdung mit Schadstoffen ist die spezifische Ursache jeder Allergie und nicht das so genannte Allergen.«

Wie schon beschrieben, fehlen bei der Anhäufung von Schadstoffen bereits Betriebsstoffe in einem bedrohlichen Ausmaß. Der Organismus ist nicht mehr in der Lage, für den Abbau der Schadstoffe noch vorhandene Betriebsstoffe bereitzustellen. Die Versorgung der lebenswichtigen Organe und Gewebe wäre nämlich dann gefährdet.

Wird aber der Körper trotzdem mit Stoffen belastet, von denen manche Teile der Gewebe schon übervoll sind, muss er, damit der Betrieb des Körpers weiterhin gewährleistet werden kann, zu Notmaßnahmen greifen. Er baut jene Gewebe ab, in denen die benötigten Betriebsstoffe enthalten sind. Die Speicher sind ja schon erschöpft.

Bedeutung der Schüßler-Salze bei Allergien

Damit Natrium chloratum Nr. 8 zur Entgiftung bereitsteht, wird es aus der Nasenschleimhaut abgebaut. Die Nase rinnt oder geht komplett zu. Eine Atmung über die Nase ist dann nicht mehr möglich. Aus den Bronchien wird Kalium chloratum Nr. 4 abgebaut, wodurch sich diese verkrampfen, unter Umständen sogar entzünden. Ist der Eisenspeicher erschöpft, muss der Organismus die Temperatur leicht erhöhen, um die extreme Stoffwechselarbeit leisten zu können, die dann gefordert ist. Wird für die Einlagerung der belastenden Stoffe sehr viel Kalium sulfuricum Nr. 6 verbraucht, führt das zu Atemnot oder gar zu allergischem Asthma. Begleitet wird die Allergie, die hier als extreme Not des Körpers zu erklären ist, durch ein Anschwellen der Füße, Finger und Hände, vielleicht sogar der Unterschenkel, was wiederum auf einen Mangel an Natrium sulfuricum Nr. 10 hinweist.

Da die meisten Allergien mit Eiweißsubstanzen in Zusammenhang stehen, wie Pollen oder Tierhaaren, ist verständlich, warum jedem Allergiker empfohlen wird, tierisches Eiweiß wenigstens vorübergehend zu meiden. Damit wird der Eiweißstoffwechsel entlastet und Calcium phosphoricum Nr. 2 und Kalium chloratum Nr. 4, welche beide für den Eiweißstoffwechsel von entscheidender Bedeutung sind, stehen für die drängenden Probleme zur Verfügung.

info Jede Allergie zeigt im Grunde genommen eine große Not des Körpers an Betriebsstoffen an. Er ist dann zu panischen (allergischen) Reaktionen gezwungen.

Häufig sehen die mit Allergien belasteten Menschen keinen anderen Ausweg, als den Belastungen, soweit sie bekannt sind, auszuweichen. Besser wäre natürlich, sofern die Informationen vorliegen, die Betriebsstoffspeicher aufzufüllen, damit sich die Allergien und panischen Abwehrreaktionen verlieren.

Hautkrankheiten als Zeichen des Mineralstoffmangels

Die Haut ist ein außerordentlich wichtiges Ausscheidungsorgan. Viele Schadstoffe leitet der Körper über die Haut aus, um sich zu reinigen (siehe »Basisches Mineralstoffbad«, Seite 137 ff.). Dabei können Hautkrankheiten entstehen.

Eine Entlastung über eine konsequente Reinigung des Körperstoffwechsels hilft vielen an chronischen Hautproblemen erkrankten Menschen, diese Krankheiten zu lindern, wenn nicht gar zum Verschwinden zu bringen. Wertvolle Hilfe leisten dabei die Mineralstoffe nach Dr. Schüßler.

info Chronische Belastungen zeigen sich oft in schweren, lang dauernden Hautkrankheiten, wie zum Beispiel der Neurodermitis oder Schuppenflechte.

Bei akuten Allergien und Heuschnupfen gilt folgende Einnahmeempfehlung:

Mineralstoff	Stück/Tag	Aufgabe
Calcium phosphoricum Nr. 2	10	Steuerung der Proteine
Ferrum phosphoricum Nr. 3	10	Auseinandersetzung des Körpers mit fremden Stoffen
Kalium chloratum Nr. 4	10	Drüsenarbeit, Bindung chemischer Substanzen
Kalium sulfuricum Nr. 6	7	Reinigung der Zellen von belastenden Stoffen
Natrium chloratum Nr. 8	20	Bindung biologischer, belastender Stoffe
Natrium sulfuricum Nr. 10	7	Ausscheidung von belastenden Stoffen
Calcium sulfuricum Nr. 12	10	Durchlässigkeit der Gewebe
Arsenum jodatum Nr. 24	5	Reinigung des Körpers, Drüsenarbeit

Die Mischung kann am Tag so oft eingenommen werden, bis eine Erleichterung zu verspüren ist. Zur Vorsorge einmal am Tag.

Ein Phänomen, das sich auch in diesem Problemkreis bewegt, ist der Juckreiz nach dem Duschen oder einem Bad. Durch die Wärmeeinwirkung des Wassers werden die unter die Oberhaut eingesackten Schlacken mobilisiert. Sie kommen in Bewegung und werden zum Teil über die Haut ausgeschieden. Es entsteht ein Juckreiz, der über eine gewisse Zeit anhält. Hier kann eventuell ein geeignetes Mineralstoffduschbad Abhilfe schaffen.* Es ist außerdem notwendig, die Schadstoffe auf natürlichem Weg über Leber und Dickdarm abzubauen, worauf noch ausführlich in den »7 Bausteinen für die Gesundheit« eingegangen wird.

Sonstige Krankheiten

Der Organismus verfügt über folgende Ausscheidungswege:

- Lymphe – Niere – Blase durch Harnausscheidung
- Leber – Dickdarm und deren Ausscheidungen im Stuhl
- Lunge (Ausatmen)
- Haut über Transpiration (Schwitzen)
- Weitere »Notausgänge« schafft sich der Körper durch Husten, Niesen, Schnupfen, Fieber und übermäßigen Schweiß. Die Allergie ist letztlich ebenfalls ein aktiver Versuch des Körpers, mit belastenden Schadstoffen zurechtzukommen. Gelingt die Ausscheidung nicht, muss sich der Organismus den eindringenden belastenden Stoffen ergeben und danach trachten, sie durch Einlagerung in die Zellen aus dem Stoffwechsel zu nehmen. Der Körper gelangt damit in einen resignativ-passiven Zustand.
- Professor Langreder schreibt diesbezüglich: »Die intrazelluläre (innerhalb der Zelle) Überbürdung mit Schadstoffen dagegen ist die spezifische Ursache jeglicher Sucht, gleichviel, ob auf dem Ess-, Trink-, Rauch-, Spritz- oder Sexualsektor.« Diese Formulierung lässt auch schon ansatzweise erkennen, worum es bei allen Bemühungen des Abnehmens unbedingt gehen muss, nämlich die Entlastung des Körpers von Schadstoffen.

---

* Dusch'n Fun der Adler Pharma

tipp Die Entlastung des Körpers von Schadstoffen ist die beste Gesundheitsprophylaxe.

Wenn in weiterer Folge die Schadstoffbelastung anhält, werden vorerst die Ausscheidungsorgane Niere und Leber schwer belastet, was aber dann in der Regel schwerwiegende Folgen für den gesamten Organismus hat. Unter anderem können dabei folgende Probleme auftauchen:

- Erste Zeichen für ein Resignieren des Körpers liegen bei Schwindel, Kältegefühl und Taubwerden von Gliedern vor. Schließlich gehen sie in Kräfteverfall bei schlechtem Allgemeinzustand und verfallenem Aussehen über.

- Durch das geschwächte beziehungsweise geschädigte Immunsystem fängt der belastete Mensch jede Krankheit auf. Die Anfälligkeit für Krankheiten reicht von der simplen Erkältung bis zu schwersten Infektionen.

- Säuren müssen neutralisiert werden. Die Knochen werden angegriffen. Mögliche Folgen: Probleme an Haaren und Nägeln, Bindegewebsschwäche, Zahnkaries, Zahnverfall, Altersknochenbrüche, Leistenbrüche, Bandscheibenschäden, Osteoporose.

- Die auszuscheidenden Säuren werden in den Körper hineingepresst; Gicht und Rheuma sind die Folge, also chronische Erkrankungen des Bewegungsapparates mit nachfolgenden Gelenksdeformationen.

- Die Adern werden angegriffen, wodurch sklerotisch verengte Adern entstehen. Kreislaufprobleme, vor allem Herzprobleme, folgen, aber auch Krampfadern, Hämorrhoiden und offene Beine.

- Die Ausscheidungsprobleme über Leber und Dickdarm führen zu Dickdarmentzündungen, Colitis, Colitis ulcerosa oder gar zu Morbus Crohn.

- Durch die mangelnde Ausscheidung leiden das Seh- und Hörvermögen.

- Die häufig entstehende Körperfülle belastet die Gelenke, wodurch meistens Gehhilfen bis hin zum Rollstuhl notwendig werden.

- Bei unsachgemäßer Durchführung von Fastenkuren ist es möglich, den Körper noch weiter zu schädigen, indem die Speicher des Körpers noch weiter gesenkt werden.

FASTENKUREN UND IHRE AUSWIRKUNGEN AUF DEN MINERALSTOFFHAUSHALT

Beim Abnehmen werden viele Mineralstoffe verbraucht. Mit den Schüßler-Salzen gelingt das deshalb leichter.

Was liegt näher, als dass ein übergewichtiger Mensch sein Gewicht durch weniger Essen wieder in Ordnung bringen will. Meistens wird dann unregelmäßig gegessen, so dass es zu Kohlenhydratschüben kommt.

Der Versuch abzunehmen scheitert meist an der schon beschriebenen ernährungsbedingten Hypoglykämie (siehe Seite 19). Sie führt zu einem so starken Hungergefühl, besonders nach Mehlspeisen und Süßigkeiten, dass nur wenige dieser ersten Hürde zum Abnehmen entrinnen.

Die Folge ist dann, dass überhaupt nichts mehr gegessen wird, denn dann verliert sich dieses extreme Hungergefühl allmählich. Der Körper kann Kohlenhydrate nicht länger als zwei Tage spei-

info   Eine falsche Durchführung von Fastenkuren kann den Körper durch Senken der Mineralstoffspeicher noch mehr schädigen.

chern. Es werden dann keine Kohlenhydrate mehr abgebaut. Der Insulinausstoß geht zurück und die Unterzuckerung des Blutes entfällt. Der Organismus muss nunmehr auf die Verbrennung von Fett übergehen.

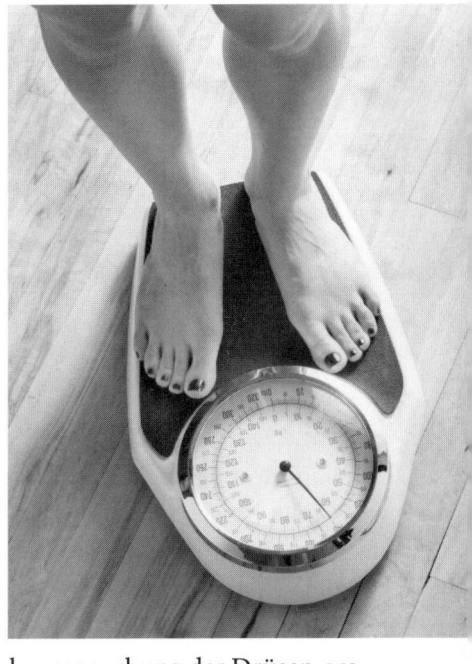

Fasten – nur mit Schüßler-Salzen!

Allerdings ist so eine Fastenkur mit enormen Anstrengungen für den Organismus verbunden. Im Verdauungsbereich kommt es zu einer Überbeanspruchung der Drüsen, wodurch sehr viel Kalium chloratum Nr. 4 verbraucht wird, was zu dem bekannten weißen Zungenbelag führt. Ein leichter Schwindel weist auf den hohen Bedarf an Ferrum phosphoricum Nr. 3 hin, der durch die enorme Stoffwechselbeanspruchung auftritt. Schlechter Mundgeruch gehört nicht zu den notwendigen Begleitumständen einer Fastenkur, sondern zeigt den Mangel an Kalium phosphoricum Nr. 5 an, dem Antiseptikum für die durch den Abbau von Gewebe frei werdenden Gifte. Ein Mangel an Natrium sulfuricum Nr. 10 führt zu stinkenden Winden.

Insgesamt entsteht bei einem kompletten Verzicht auf die

Nahrungszufuhr verständlicherweise eine große unterschwellige Spannung, die im Speicher erhebliche Mängel an Magnesium phosphoricum Nr. 7 entstehen lässt. Das wirkt sich nach der Beendigung der Fastenkur in einem unstillbaren Hunger nach Schokolade aus.

Beim Abbau von Körpergewebe werden nicht ausgeschiedene, in Zellen eingelagerte Schadstoffe frei. Deren Konzentration steigt im Stoffwechsel immer mehr an.

Werden dann nicht konsequent Maßnahmen ergriffen, steigert sich die Konzentration der Schadstoffe im Stoffwechsel, bis es zu unangenehmen Begleiterscheinungen wie Juckreiz, Kopfschmerzen oder Ähnlichem kommt. Nach Beendigung der Fastenkur werden die Schadstoffe automatisch wieder in die Zellen eingelagert, wofür erneut Gewebe aufgebaut werden muss. Der Jo-Jo-Effekt ist wieder in vollem Gange.

ÜBERTRIEBENE BEDÜRFNISSE

Wer die Sprache des Körpers versteht, kann auch seine Signale entschlüsseln.

Es wird oft behauptet, dass der Organismus von selbst anzeigt, was er braucht. Man müsse nur seinem Gespür nachgehen.

Da wir aber verlernt haben, unser Gespür zu beachten, sind Hinweise auf den »wissenden« Körper (»der Körper weiß, was ihm fehlt«) nicht mehr zielführend. Ja, sie sind sogar eher gefährlich, wenn wir uns den Mechanismus der Säureschaukel oder eines Suchtverhaltens ansehen.

Hinter so manchem sehn-süchtigen Verhalten steckt nämlich oft ein Mineralstoffmangel, der entziffert werden müsste. Wir verstehen die Sprache des Körpers nicht mehr. Wenn er »wörtlich« verstanden wird und die Nahrungsmittel zugeführt werden, wonach »man sich sehnt«, verschärft sich die Problematik, und die Not wird immer größer. Da kaufen sich Menschen, weil sie ja wissen, was ihr Körper braucht, einen halben Meter Schokolade, einen viertel Meter Speck, können vom Ketchup nicht lassen, brauchen jeden Tag ihre Torte und andere Süßigkeiten und salzen die Suppe, bevor sie gekostet wurde.

Das Missverhältnis zwischen den Mineralstoffen innerhalb und außerhalb der Zellen wird immer größer. Der Organismus schreit nach Mineralstoffen, die er in die Zellen einbauen kann. Laut der Schüßler'schen Definition schreit er nach Funktionsmitteln.

Wenn diese Signale nicht verstanden werden, bekommt der Organismus sehr oft die falschen Stoffe zur Verfügung gestellt, was die Not immer mehr verschärft. Erst mit wachsendem Verständnis kann entsprechend auf den Bedarf geantwortet werden.

Das ist an vielen Menschen zu erleben. Werden die Mineralstoffe nach Dr. Schüßler längere Zeit eingenommen, werden auf einmal keine Süßigkeiten mehr gekauft oder doch nur ganz wenig und dann nur noch für den Genuss. Das Salz ist auf einmal nicht mehr so notwendig, der Hunger nach Geräuchertem oder Ketchup verliert sich und manches andere mehr.

Verlangen nach / Ablehnung von	Mineralstoffe
Alkohol – Verlangen wird reduziert	Magnesium phosphoricum Nr. 7
	Natrium chloratum Nr. 8
Bewegung	Calcium phosphoricum Nr. 2
Bitterem	Natrium sulfuricum Nr. 10
Essen (Heißhunger)	Natrium phosphoricum Nr. 9
Essig	Calcium phosphoricum Nr.2
Fett, Sahne	Natrium phosphoricum Nr. 9
Fisch	Calcium phosphoricum Nr. 2
	Kalium jodatum Nr. 15
Fleisch	Calcium phosphoricum Nr. 2
	Ferrum phosphoricum Nr. 3
frischer Luft	Kalium sulfuricum Nr. 6
Geräuchertem, Speck	Calcium phosphoricum Nr. 2
Kaffee	Ferrum phosphoricum Nr. 3

Verlangen nach / Ablehnung von	Mineralstoffe
Kakao	Ferrum phosphoricum Nr. 3
	Magnesium phosphoricum Nr. 7
Kochsalz	Natrium chloratum Nr. 8
Leber, geröstet	Ferrum phosphoricum Nr. 3
Leberstreichwurst	Ferrum phosphoricum Nr. 3
	Natrium phosphoricum Nr. 9
Mehlspeisen	Natrium phosphoricum Nr. 9
Schokolade	Magnesium phosphoricum Nr. 7
Milch	Calcium phosphoricum Nr. 2
	Kalium chloratum Nr. 4
stark gewürzten Speisen	Calcium phosphoricum Nr. 2
	Natrium chloratum Nr. 8
Nikotin – Verlangen wird reduziert	Magnesium phosphoricum Nr. 7
Nüssen	Kalium phosphoricum Nr. 5
Salzigem	Natrium chloratum Nr. 8
Saurem	Natrium phosphoricum Nr. 9
Süßigkeiten	Natrium phosphoricum Nr. 9

7 Bausteine für ein gesundes Leben

In diesem Kapitel geht es in die Praxis. Sie erfahren, wie Sie mit Hilfe der verschiedenen Bausteine dauerhaft schlank und gesund werden können.

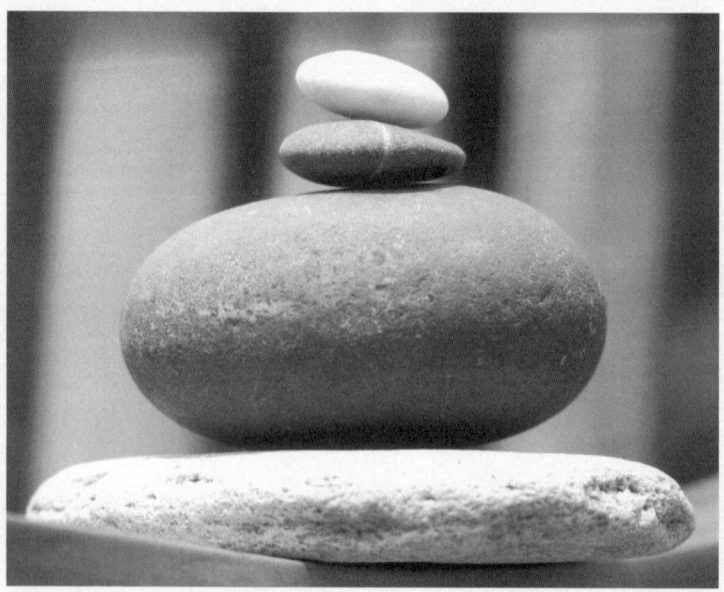

ABNEHMEN, ABER WIE?

Abnehmen ist ein Vorhaben, das außer dem nötigen Willen und dem entsprechenden Wissen noch eine Kombination von Maßnahmen erfordert.

Nach vielen vergeblichen Versuchen fragt man sich dann: »Ja, **wie** soll ich abnehmen? Ist es denn überhaupt möglich, dass ich mein Gewicht dauerhaft reduzieren kann, wenn ich doch dann immer wieder zunehme?«

Es nützt nichts, wenn der Körper beim Abnehmen Gewebe abbaut, solange sich der Schadstoffgehalt im Körper nicht verändert. Die Schadstoffansammlungen im Stoffwechsel bauen nach der Beendigung der Fastenkur oder Diät die ihnen entsprechende Körperfülle wieder auf. Außerdem muss auch die Säureausscheidung beachtet werden.

So geschieht es immer wieder, dass nach vielen Versuchen abzunehmen einfach resigniert wird. Die Betroffenen sprechen dann von der Versöhnung mit der eigenen Gestalt, davon, dass man sie so, wie sie ist, anzunehmen hätte. Aber dagegen sollte protestiert werden. Wenn sich der innere Mensch gewandelt hat, wenn er sich entschieden auf eine neue Lebensgestalt eingestellt hat, wird er die notwendige Energie aufbringen, die Beharrung zu überwinden, die von den Schadstoffen ausgeht. Diese Beharrung ist der Knackpunkt. Wenn er überwunden ist, geht es immer leichter. Es gibt nämlich ein Hungergefühl, das von diesen Schadstoffen ausgeht. Sie »hungern« danach, dass wieder Gewebe aufgebaut wird, wo sie eingelagert werden können. Dieses Hungergefühl wird immer schwächer, je mehr Schadstoffe aus den Zellen herausgearbeitet und ausgeschieden wurden. Nach Professor Langreder geht es dabei grundsätzlich um eine zellstimulierende Entschlackungstherapie. Parallel zur Schadstoffausscheidung wird die Säureentlastung forciert, damit das Bindegewebe entlastet wird.

Konkrete Maßnahmen zu einer dauerhaften Gewichtsreduktion

Es gehört neben einer gehörigen Portion Willen und innerer Überwindung auch eine gut gewählte Kombination geeigneter Maßnahmen auf der körperlichen Ebene dazu, um ans Ziel zu kommen. Das bedeutet, dass tatsächlich das persönliche Leben umgestellt wird.

Die Lebensführung, die zur Dickleibigkeit geführt hat, muss geändert werden. Es ist einfach nicht möglich, nach der Kur, die es ermöglicht hat, das Gewicht zu reduzieren, wieder so weiterzuleben oder auch zu essen wie vorher.

Wenn es um die Reduzierung von Gewicht geht, ist vorher festzulegen, welche Komponenten dabei berücksichtigt werden sollen. Wie schon beschrieben, kann es sich dabei um die Notwendigkeit des Abbaues von Fett, von Eiweiß oder Schadstoffen beziehungsweise einer Kombination aus mehreren dieser Komponenten oder gar aller drei handeln. Dieser Aspekt kann durch eine klug gewählte Ernährung sehr gut unterstützt werden.

info   Der Vorsatz, sein Gewicht zu reduzieren, ist unabdingbar mit einer Änderung der Lebensführung verbunden. Daran führt kein Weg vorbei!

Der Abbau der Schadstoffe aus den Zellen und anschließend aus dem Körper muss durch eine entsprechende Zufuhr der jeweiligen Betriebsstoffe erfolgen. Dafür eignet sich eine Mischung mit Mineralstoffen nach Dr. Schüßler – ein Entschlackungspulver. Ein Stoffwechseltee verstärkt die Wirkung der getroffenen Maßnahmen. Darüber hinaus wird der Organismus durch die Anwendung eines basischen Mineralstoffbads bei der Ausscheidung der Schadstoffe unterstützt.

BAUSTEIN NUMMER 1:
ZELL BASIC*

Mineralstoffe unterstützen die Gewichtsreduktion.
Wie sie wirken wird, hier beschrieben.

Zell Basic ist eine Kombination von Schüßler-Salzen, damit das Abnehmen gelingt. Die Mineralstoffmischung ist ein Entschlackungspulver, das in einem ganz bestimmten Mischungsverhältnis aus Schüßler-Salzen zusammengestellt wurde und als Trituration (Verreibung, Pulver) angeboten wird.

Angewendet wird es vor allem von all jenen, die gerne abnehmen möchten, viele Diäten hinter sich haben und oft in dem bekannten Jo-Jo-Teufelskreis gefangen sind.

An Flüssigkeit gebundene Schlacken können mit Hilfe der Mischung über die Leber metabolisiert (umgebaut) und über den Dickdarm ausgeschieden werden. Die bei diesem Vorgang frei werdende Flüssigkeit wird über die ableitenden Harnwege ausgeleitet. Die Mineralstoffmischung fördert auch die Durchlässigkeit des Bindegewebes, wodurch die mit Säure angereicherten Eiweißkonglomerate (Orangenhaut) besser abgebaut werden können. Eine massive Entsäuerung wird durch die Einnahme der Schüß-

---

* Zell Basic, früher Zell Fit, ist eine Mineralstoff-Pulver-Mischung von Schüßler-Salzen der Adler Pharma. Die Mischung kann auch selbst in Tablettenform zusammengestellt werden.

tipp Eine gleichzeitige Darmreinigung mit Bittersalz (Baustein Nummer 7) erhöht die Wirksamkeit des Mineralstoffpulvers ebenso wie das Baden in einem basischen Mineralstoffbad (Baustein Nummer 2) und das Trinken eines guten Stoffwechseltees (Baustein Nummer 3).

ler-Mineralstoffmischung eingeleitet. Alle diese Vorgänge bewirken im Organismus einen Reinigungsprozess und damit verbunden einen Gewichtsverlust.

Einnahmeempfehlungen

Das Pulver kann direkt in den Mund genommen werden, wobei man es dann langsam zergehen lässt. Dann allerdings geschieht das in kleinen Portionen, ein Dosierlöffel ist beigefügt, so dass man im Laufe des Tages auf die Menge von maximal drei Esslöffeln kommt. Es sollte dem Beipacktext entsprechend mit einer kleinen Menge begonnen und die tägliche Einnahmemenge langsam gesteigert werden.

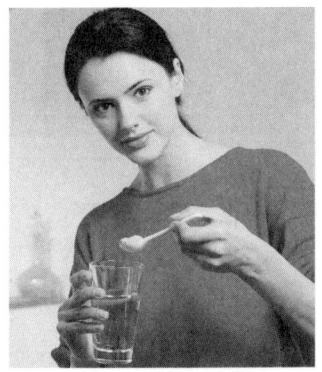

Viele bevorzugen es, das Pulver aufzulösen. Dabei wird die empfohlene Menge jeweils in einem

tipp Sollten Reaktionen auftreten, ist es ratsam, mit einer kleineren Anfangsmenge zu beginnen, etwa dreimal einem Teelöffel pro Tag.

Viertelliter Wasser aufgelöst und ganz langsam schluckweise eingenommen. Jeder Schluck sollte so lange wie möglich im Mund behalten werden, damit der Organismus genügend Zeit hat, über die Mundschleimhäute die Mineralstoffe aufzunehmen. Diesen Vorgang wiederholen Sie dreimal: vormittags, nachmittags und abends. Damit ist die notwendige Tagesmenge erreicht.

Die Schüßler-Salz-Mischung kann kurmäßig über mehrere Wochen eingenommen werden, wie zum Beispiel im Frühjahr, oder begleitend während der ganzen Bemühungen zum Abnehmen und dann immer wieder. Wünschenswert wäre es dann, dass es zu einer individuellen Erstellung eines Einnahmeplanes kommt.

Mineralstoffe der Schüßler-Mineralstoffmischung:

Im Folgenden werden die einzelnen Mineralstoffe vor allem unter dem Blickwinkel ihrer Bedeutung für den Abbau des Gewichtes und der Ausscheidung von Schadstoffen erklärt.

Der Betriebsstoff für die Auseinandersetzung mit den abzubauenden Stoffen

Ferrum phosphoricum Nr. 3 ist der Mineralstoff, der für den erhöhten Anspruch an die Transportqualität des Blutes zuständig ist, der zur Bindung der frei gewordenen Freien Radikalen eingesetzt wird und für eine ausreichende Sauerstoffversorgung der Zellen sorgt.

Oft werden Menschen, die sich bemühen abzunehmen, durch ein leichtes Schwindel- oder Schwächegefühl irritiert. Beides wird durch diesen Mineralstoff unterbunden, da der Organismus den erhöhten Anforderungen gewachsen ist. Häufig tritt während des Abnehmens durch einen verstärkten Mangel an diesem Mineralstoff auch leicht erhöhte Temperatur auf. Dem wird durch die Zufuhr dieses Mineralstoffes vorgebeugt.

Der Betriebsstoff für die Drüsen und zum Aufbau des Fasergewebes

Kalium chloratum Nr. 4 ist ein bedeutender Betriebsstoff für die vielen Aufgaben der Drüsen im Körper. Vor allem betrifft das alle Drüsen im Verdauungsbereich, im Magen und Darm, die Leber und die Bauchspeicheldrüse. Die Beanspruchung dieses Mineralstoffes zeigt sich in einem weißen Zungenbelag. Es sind aber auch die Lymphdrüsen durch den notwendigen Abtransport von Säure gefordert.

Der Chlorid-Anteil dieses Mineralstoffes ist sehr bindungsfreudig und reagiert schnell mit anderen chemischen Stoffen. Dadurch werden diese Stoffe für den Körper unschädlich gemacht. Die Ausscheidung besorgt dann Natrium sulfuricum Nr. 10.

Der Organismus braucht für den Aufbau der Fasern des Binde-gewebes ein einfach gebautes Eiweiß, das Kollagen. Aus der Sicht der Biochemie Dr. Schüßlers ist für die Bildung dieser Faserstoffe Kalium chloratum Nr. 4 als Funktionsmittel notwendig.

Das bedeutet, dass der Körper diese Eiweißsubstanzen nicht aufbauen kann, wenn er den dazugehörigen Betriebsstoff nicht zur Verfügung hat. Ein Mangel an diesem Mineralstoff wie auch an Calcium phosphoricum Nr. 2 ist damit automatisch mit Prob-lemen der Eiweißverarbeitung verknüpft. Das zugeführte Eiweiß wird dann nicht eingebaut, sondern angelagert, was zur schon be-schriebenen Eiweißdickleibigkeit führt.

Nach dem biochemischen Verständnis ist es nicht die man-gelnde Arbeit der Drüsen, die zur Dickleibigkeit führt. Der Mangel an bestimmten Betriebsstoffen führt zu Schwie-rigkeiten im Bereich der Eiweißstoffe, wodurch es zur Be-lastung kommt.

Es ist auch das umgekehrte Phänomen zu beobachten. Bei einem Kalium-chloratum-Mangel kann es zur Abmagerung kommen. Sei es, dass zu wenig Eiweiß aufgenommen oder sogar welches ausgeschieden wird. Der Aufbau von Bindegewebe infolge Mine-ralstoffmangels ist dann nicht möglich.

Ein bei Fastenkuren oft beobachteter Effekt ist ein weißer Zungenbelag! Hier entsteht der Mangel an Kalium chloratum Nr. 4 durch einen Umstellungsprozess der Verdauungsorgane, die ebenfalls aus Drüsen bestehen. Die Verdauungssäfte werden vorerst in einer Menge ausgeschieden, die bisher zur Bewältigung der Nahrung notwendig war. Wird gefastet oder die Ernährung umgestellt, muss sich der Verdauungsapparat erst darauf einstellen. Vorerst wird, was die Verdauungsanforderungen betrifft, »ins Leere produziert«. Das verbraucht viel Kalium chloratum.

Der Betriebsstoff für die Energie

Wenn im Körper Ermüdungsgifte und Fäulnisgifte frei werden, werden sie durch Kalium phosphoricum Nr. 5 gebunden. Auch durch die Atmung und über die Haut gelangen Gifte verschiedener Art, welche ein hohes Bestreben haben, eine chemische Verbindung einzugehen, in unseren Körper. Kalium phosphoricum ist der Mineralstoff, der dem Organismus grundsätzlich hilft, gesundheitsgefährdenden Vorgängen mit erhöhter Widerstandskraft und Energie entgegenzutreten.

Als Bestandteil des Entschlackungspulvers soll Kalium phosphoricum Nr. 5 einerseits den Körper stärken und ihm Energie zuführen, damit die Ausscheidungsarbeiten erfolgen können. Andererseits, besonders wenn gleichzeitig gefastet wird, kann Kalium phosphoricum Nr. 5 verhindern, dass ein geschwächtes Immunsystem zu gesundheitlichen Problemen führt. Die Entschlackungskur und das Abnehmen sollten keinen geschwächten Organismus zur Folge haben, sondern die Vitalität und das Wohlbefinden steigern. Kalium phosphoricum Nr. 5 kann dem Körper Energie zuführen und den Abbau von Stoffwechselschlacken beschleunigen.

Kalium phosphoricum Nr. 5 dient nicht nur als Antiseptikum gegen Giftstoffe, sondern leistet auch Wiederaufbauarbeit. Es ist für die Regeneration zuständig und wird dringend in den Speichern benötigt, damit sich ein Wohlbefinden einstellt.

Während einer Entschlackungskur oder beim Abnehmen ist auch die Nervensubstanz sehr angegriffen, was besonders nach Kalium phosphoricum Nr. 5 verlangt*. Müdigkeit entsteht hauptsächlich durch eine Anhäufung von Abfall-, Gift- und Schlackenstoffen durch den täglichen Stoffwechsel oder bei Fastenkuren und beim Abnehmen. Wird durch die Gabe von Kalium phosphoricum Nr. 5 ein Teil dieser belastenden Stoffe entgiftet, das heißt in eine nicht belastende chemische Verbindung gebracht, fühlt man sich frischer. Dadurch wird auch die Leistungskraft der Organe gestärkt, aber nicht unbedingt angekurbelt, wie es oft formuliert wird.

Der Blutdruck wird durch Kalium phosphoricum Nr. 5 nicht erhöht, sondern reguliert! Es verhilft dem Organismus zu dem Blutdruck, den der Mensch in der gegebenen Situation benötigt.

Der Betriebsstoff für die Reinigung der Zellen

Kalium sulfuricum Nr. 6 hilft, alte Verunreinigungen, Schadstoffe und Krankheitsstoffe aus den Zellen herauszuholen. Daher ist es ein wesentlicher Bestandteil der Schüßler-Mineralstoffmischung der Adler-Pharma.

Die Belastungen entstanden im Verlauf vieler Krankheiten, durch Umweltbelastungen, Arzneimittelabbauprodukte und

---

* Eventuell sollte bei besonderer Belastung ein Lecithinpräparat dazugenommen werden. Eine auf den Wirkungsbereich abgestimmte Nährstoffkombination unter anderem mit Lecithin ist Adler Ortho Nr. 5 der Adler Pharma.

Ähnliches. Der Körper konnte diese Stoffe nicht mehr ausscheiden und musste sie ablagern. Dafür verwendet der Organismus die Zellen, in die er Schicht für Schicht diese Belastungsstoffe einlagert. Kalium sulfuricum Nr. 6 kann solche Einlagerungen aus den Zellen holen.

Kalium sulfuricum Nr. 6 wird bei chronifizierten, alten Belastungen gegeben. Es dient vornehmlich einer Entlastung der Körperzellen, indem es deren Ausscheidungsfähigkeit ermöglicht.

Die Gift- und Belastungsstoffe, die der Organismus nicht ausscheiden kann, werden Schicht für Schicht in der Zelle abgelagert, wobei natürlich die jeweils letzte Erkrankung die oberste Schicht in der Deponie bildet. Wenn die Zellen die Grenzen ihrer Aufnahmekapazität erreicht haben, muss der Organismus zu drastischen Maßnahmen, wie panische Reaktionen auf bestimmte Stoffe, Allergien und schwere Hautkrankheiten, greifen, um noch ein Mindestmaß an Entschlackung zu ermöglichen. Daher sind diese Reaktionen ein Hilfeschrei!

Belastungen der Haut als Mangelzeichen

Chronische Belastungen und Verschlackungen zeigen sich sehr oft in chronischen Hauterkrankungen. Deshalb ist bei diesen Krankheiten primär immer an eine Entlastung des Körpers zu denken. Hier wird Kalium sulfuricum Nr. 6 eingesetzt. Ein Mangel an diesem Mineralstoff zeigt sich in Form von schuppiger, klebriger Haut auf ockerfarbigem Untergrund, ein Zeichen vieler

Hautkrankheiten, vor allem des Neurodermitis-Formenkreises und der Psoriasis (Schuppenflechte).

Durch einen Mangel an diesem Mineralstoff können sich einerseits die Pigmente in der Oberhaut nicht einlagern, so dass die Haut nur schwer bräunt. Die Pigmente können sich aber auch in einzelnen Punkten konzentrieren, so dass es zu braunen Flecken kommt. Diese Flecken, wie auch Muttermale und Warzen, sind Ablagerungsstätten für Stoffe, die der Organismus nicht ausscheiden kann.

info Starke Kaffeetrinker haben oft bräunlich-gelbliche Flecken am Hals.

Im Falle eines großen Bedarfs an Kalium sulfuricum Nr. 6 handelt es sich meistens um ein Großreinemachen, wenn durch mangelnde Sauerstoffversorgung bis in die innersten Bereiche der Gewebe, das heißt bis in die Zellen, der notwendige Abbau von Schlacken nicht erfolgen konnte. Einerseits, wenn nach einer schweren Krankheit viele Abfallstoffe abzuräumen sind, andererseits, wenn durch eine bedenkenlose Vergiftung des Organismus mit Verbrennungsstoffen durch starkes Rauchen, intensives Kaffeetrinken oder durch den häufigen Genuss von Geräuchertem für den Abbau der belastenden Substanzen viel Kalium sulfuricum benötigt wird. Außerdem entsteht ein Kalium-sulfuricum-Mangel auch durch entsprechende charakterliche Strukturen.

Die Bauchspeicheldrüse unterstützen

Kalium sulfuricum Nr. 6 ist der Hauptbetriebsstoff für die Bauchspeicheldrüse. Es kann immer wieder festgestellt werden, dass bei Menschen mit einem größeren Mangel an Kalium sulfuricum, zum Beispiel bei Allergikern, Probleme bei der Verdauung bestehen. Sie klagen auch über ein Völlegefühl im Magen. Die Bauchspeicheldrüse liegt so nahe am Magen beziehungsweise hinter dem Magen, dass die Lokalisierung der unangenehmen Empfindungen oder Schmerzen bezüglich eines bestimmten Organs in diesem Falle nur schwer möglich ist. Ein Mangel an Kalium sulfuricum Nr. 6 hindert diese für das Leben des Menschen so entscheidende Drüse an der Produktion der wichtigen Verdauungsstoffe, was unter anderem das allseits bekannte Völlegefühl verursacht. Die Bauchspeicheldrüse kann mit Hilfe von Kalium sulfuricum Nr. 6 optimal verdauen, wodurch es zu einer guten Verwertung der Nahrung kommt.

Der Betriebsstoff für den Wasser- und Wärmehaushalt sowie zum Aufbau der Schleimhäute

Flüssigkeitsprobleme entstehen, wenn es dem Organismus nicht möglich ist, den Flüssigkeitshaushalt zu regulieren. Dafür ist Natrium chloratum Nr. 8 zuständig. Es sorgt dafür, dass jenes Wasser im Körper, das durch Schlacken gebunden war und durch Verstoffwechslung mit Natrium sulfuricum Nr. 10 frei wird, über die Nieren ausgeschieden werden kann.

Ein Mangel an Natrium chloratum Nr. 8 hat im Magen zur Folge, dass die Schleimhaut nur ungenügend aufgebaut wird. Dabei kommt es zu einem Brennen die Speiseröhre hinauf bis zum

121

Schlund, weshalb dieses Brennen als Schlundbrennen bezeichnet wird. Es muss vom Sodbrennen unbedingt unterschieden werden.

Entgiftung des Körpers unterstützen

Bei jeder Körperreinigung ist auch eine Regeneration der Gewebe wichtig. Dafür notwendig ist Natrium chloratum Nr. 8, das die Zellteilung fördert, und Kalium phosphoricum Nr. 5, das die dafür notwendige Energie zur Verfügung stellt.

Ähnlich wie bei Kalium chloratum Nr. 4 besitzen die Chlor-Ionen des Natrium chloratum Nr. 8 die Fähigkeit, bestimmte Stoffe zu binden und dadurch ausscheidbar zu machen. So kommt es, dass dieser Mineralstoff bei allen Vergiftungen empfohlen wird. Dabei kann es sich um Vergiftungen durch Gase (Umweltverschmutzung), durch Flüssigkeiten (Alkohol), durch chemische Gifte (Pflanzenschutzmittel – zusammen mit Kalium chloratum Nr. 4 –), durch Belastung von Metallen (Amalgamfüllungen), durch pflanzliche Belastungen (giftige Beeren) oder durch tierische Gifte (Insektenstiche) handeln. Beim Insektengift kommt noch die Belastung durch fremdes Eiweiß dazu, was noch zusätzlich den Einsatz von Calcium phosphoricum Nr. 2 erfordert.

Die Rolle von Alkohol

Ein Thema, das auch für Menschen, die abnehmen möchten, von Bedeutung sein kann, ist Alkohol. Er muss im Körper verdünnt werden, was Natrium chloratum Nr. 8 verbraucht und den bekannten »Brand« verursacht, das Durstgefühl am nächsten Tag. Mit Hilfe von Natrium sulfuricum Nr. 10 baut die Leber ihn schließlich ab, worauf die Abbauprodukte ausgeschieden werden.

So widersprüchlich es klingen mag, aber je größer der entstehende Mangel an Natrium chloratum Nr. 8 wird, umso mehr verlangt der Mensch nach Alkohol. Es entsteht ein unstillbares Durstgefühl, ein Teufelskreis, dem nur schwer zu entkommen ist. Der Mensch wird süchtig.

Der Betriebsstoff für die Säureregulierung und den Fettstoffwechsel

Ein sehr stark versäuerter Körper lagert die Säure, wenn er sie nicht mehr ausscheiden kann, in verschiedener Form ab. Der Mensch baut dann allerdings Fett auf, weil zur Neutralisierung der Säure Natrium phosphoricum Nr. 9 schon verbraucht wurde und für den Fettstoffhaushalt nicht mehr zur Verfügung steht. Deshalb muss beim Abnehmen darauf geachtet werden, dass genug Natrium phosphoricum Nr. 9 für die anfallende Fettstoffregulierung und den Säureabbau zur Verfügung steht.

Eine Säureüberlastung hat nachhaltige Auswirkungen auf das Innere der Zellen sowie die Knochen. Dies vor allem in Bezug auf den Mineralstoffhaushalt, da zu viel Säure zu einer Entmineralisierung führt.

info Wie wichtig der Um- und Abbau der Harnsäure in Harnstoff ist, zeigt sich auch an der Ausscheidung im Harn. 30 Gramm Harnstoff stehen in einem Liter Harn nur einem Gramm Harnsäure gegenüber.

Säure abbauen

Natrium phosphoricum Nr. 9 ist der Mineralstoff, der den Organismus in die Lage versetzt, nicht nur den Abbau der Harnsäure zu betreiben, sondern insgesamt alle anfallenden Säuren in das Endprodukt der Verdauung, nämlich in Kohlensäure und Wasser, zu zerlegen. Harnsäure fällt bei der Eiweißverdauung, vor allem der Purine, an und muss mit Hilfe von Natrium phosphoricum Nr. 9 abgebaut werden. Das ist besonders für Menschen, die viel Fleisch essen, wichtig zu wissen, denn Fleisch enthält viel Purin.

Die Harnsäure, die nicht über die Niere ausgeschieden wird, wird im Verdauungstrakt durch Darmbakterien zu Ammoniak, einer Stickstoffverbindung, und Kohlendioxid abgegeben. Ist der Ammoniakanteil zu groß, entstehen Vergiftungserscheinungen wie Kopfschmerzen oder bleierne Müdigkeit. Ammoniak wird in der Leber zu Harnstoff umgebaut und dann über die Niere ausgeschieden.

Kohlenhydrate – Energiespender oder Natrium-phosphoricum-Räuber?

Auch die Kohlenhydrate, welche als Saccharide im Allgemeinen aus Kohlen-, Wasser- und Sauerstoff zusammengesetzt sind und deren Abbau und Umwandlung zur Energieversorgung der Zelle von allergrößter Bedeutung sind, werden durch Natrium phosphoricum Nr. 9 in die Endprodukte des Stoffwechsels, nämlich Kohlensäure und Wasser, umgebaut. Dadurch wird auch verständlich, dass ein starker Zuckerkonsum ebenso wie ein intensiver Kohlenhydratgenuss in Form von Mehlspeisen – gemeint sind unser »weißer« Industriezucker und unser »weißes« Mehl –

einen großen Mangel an Natrium phosphoricum zur Folge haben. Wenn durch die einseitige Belastung der Vorrat an diesem Mineralstoff immer mehr abnimmt, nimmt im Gegenzug die Säurebelastung immer mehr zu.

Reaktionen auf einen Säureüberschuss

Bei einem Ansteigen von Säuren im Körper, wie zum Beispiel der Harnsäure, entsteht ein Mattigkeitsgefühl. Der Organismus benötigt für den Abbau der Säure entweder eine Ruhephase oder Bewegung in guter, sauerstoffreicher Luft, in der die Säure abgeatmet wird.

Der Säurespiegel im Magen ist nicht immer gleich hoch. Der Magensaft (immerhin produziert der Magen jeden Tag ungefähr 2,5 Liter Magensaft mit dem pH-Wert von 1 bis 2) vermehrt sich bis zum Zeitpunkt der Mahlzeiten, so dass er zur Verdauung der Nahrung ausreichend zur Verfügung steht. Besteht jedoch eine Neigung zur Übersäuerung, dann kommt es zu einer verstärkten Säurebelastung im Magen, wodurch ein Gefühl des Heißhungers entsteht. Es muss dann möglichst rasch etwas gegessen werden, ohne Rücksicht auf geplante Mahlzeiten.

Im Laufe des späten Vormittages und am späten Nachmittag haben manche Menschen einen so genannten »Durchhänger«. Er zeigt das Ansteigen der Säure im Körper an und sollte nicht durch den Genuss von aufputschenden Mitteln bezwungen werden. Oft wird versucht, den Durchhänger mit »Zuckerleckereien« zu »besiegen«, da Zucker (zum Beispiel Traubenzucker) relativ schnell in die Blutbahn übergeht und der Energiegewinn sehr rasch einsetzt. Dies hält jedoch nur kurze Zeit an und wird auf Kosten von

> **tipp** Einer chronischen Mattigkeit liegt eine andauern-
> de Übersäuerung zugrunde. Wer davon betroffen ist, sollte
> über das Auffüllen des Natrium-phosphoricum-Speichers ver-
> suchen, die Belastung abzubauen.

Mineralstoffreserven erkauft. Eine Vorbeugung durch die Einnahme von Natrium phosphoricum Nr. 9 und eine entsprechende Nahrungsumstellung ist hier vorzuziehen.

Ein Zuviel an Magensäure wird durch ein Gefühl von Druck
im Magen oder ein Brennen gespürt; ein Zuwenig durch das Gefühl eines Steines im Magen. Natrium phosphoricum Nr. 9 hilft
dem Organismus, den Säurehaushalt zu regulieren. Wie schon

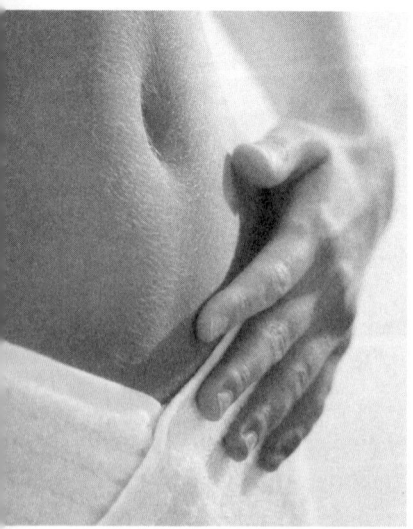

bei Natrium chloratum Nr. 8 ausge-
führt, muss zwischen dem Schlundbrennen und dem Sodbrennen unterschieden werden.

Vielfach wird versucht, durch die
Einnahme säuretilgender Mittel,
wie Basenpulver oder anderer Tabletten, das Problem zu bekämpfen.
Die Einnahme nimmt keine Rücksicht auf die vorhandene Menge der
Säure. Wird dabei der Säurespiegel
zu weit gesenkt, stellt sich ein Säu-
remangel ein und der Organismus
produziert in noch größerem Maße

Säure, wobei auf lange Sicht der entgegengesetzte Effekt erreicht wird. Es entsteht ein Ping-Pong-Effekt, sodass die Betroffenen von diesen Produkten nicht mehr wegkommen. Im weiteren Verlauf wird dann die Bauchspeicheldrüse geschädigt und die Galleproduktion irritiert, bis schließlich auch die Magenschleimhaut in Mitleidenschaft gezogen ist.

In diesem Zusammenhang ist auch der Mechanismus »Säureschaukel« zu verstehen. Der Körper passt sich dem hohen Säurepegel an und kommt mit einer weniger »sauren Lebensweise« nicht zurecht (siehe »Die Säureschaukel«, Seite 84).

info   Das Besondere an Natrium phosphoricum Nr. 9 besteht darin, dass es im Körper die Säure nicht reduziert, sondern den Organismus in die Lage versetzt, den Säurespiegel zu regulieren.

Belastung der Nieren

Steigt der Säurespiegel (gemeint ist in diesem Zusammenhang vor allem die Harnsäure) im Blut, geraten die Nieren unter Druck. Sie sind für den konstanten osmotischen Druck durch die Steuerung des Elektrolythaushaltes (Mineralstoffhaushaltes) zuständig. Vergeblich bemühen sie sich, den Säurespiegel zu senken, doch es ist nicht möglich, weil die Harnsäuremoleküle zu groß sind, um im Filter hängen zu bleiben, also nicht ausgeschieden werden können. Die Belastung kann als Druck in der Nierengegend spürbar werden und sich bis zu unangenehmen Schmerzen steigern (Ablagerung von Harnsäurekristallen). Sind die Nieren diesen Belastungen längere Zeit ausgesetzt, leidet die Leistung des Filtersystems.

Das Blut wird in der Folge mit Harnsäure belastet (Gicht). Daher kommt es zu einer charakteristischen Löcherung der Knochen im gelenksnahen Bereich und nicht wiederherstellbaren (irreparablen) Schäden der Knorpelsubstanz. Harnsäure kann von der Niere nur in relativ geringen Mengen ausgeschieden werden. Daher bleibt bei einem Mangel an Natrium phosphoricum Nr. 9 ein Großteil der Harnsäure im Blut, wo sie nicht hingehört. Wenn allerdings der Harnsäurespiegel im Blut zu hoch wird, bricht der Filter der Niere zusammen, und es kommt auch zur Ausschwemmung von Harnsäure in den Harn, was aber wiederum anderweitige schwere gesundheitliche Auswirkungen hat. Der Harn eines gesunden Menschen ist schwach sauer, bei Vegetariern leicht alkalisch, weil durch die Pflanzenkost Säuren weiter abgebaut werden.

Rheuma und Gicht
Rheuma und Gicht sind in ihren Auswirkungen zum Teil einander überlagernde Beschreibungen desselben Formenkreises. Es handelt sich dabei um am Anfang außerordentlich schmerzhafte

info Harnsaure Ablagerungen beziehungsweise Ablagerungen von Harnsäurekristallen sind auch an den Sehnen und Bändern möglich. Durch Natrium phosphoricum Nr. 9 und Silicea Nr. 11 können Erstere abgebaut werden.

Reaktionen des Körpers, welche bei Fortdauer des Leidens nicht mehr anfallsweise, sondern chronisch auftreten.

Harnsäure kann an bestimmten Mineralstoffen auskristallisieren. Ablagerungen dieser Kristalle in den Muskeln führen zum Weichteilrheumatismus. Ablagerungen in der Nähe der Gelenke, unter anderem im Knorpelgewebe führen zur Entzündung der Gelenke, nämlich Arthritis, und im weiteren Verlauf zur chronischen Arthrose.

Der Betriebsstoff für die Ausscheidung der Schadstoffe

Die Schubkarre, mit der die Schlacken aus dem Körper transportiert werden, ist Natrium sulfuricum Nr. 10. Der Darm kann Schlacken und andere Belastungsstoffe über die Darmzotten ausscheiden. Dazu ist es notwendig, mehr als drei Tage nichts zu essen. Dann ist es den Darmzotten möglich, ihre Tätigkeit umzukehren. Die tägliche Darmreinigung durch ein Passagesalz (Bittersalz, Glaubersalz) ist dabei unumgänglich, ansonsten würde ein Teil der Belastungsstoffe im Darm liegen bleiben und nach Beendigung der Kur wieder in den Körper zurückgesaugt werden. Sie verursachen dann unnötigerweise Kopfschmerzen und andere Beschwerden. Der oft angewendete Einlauf genügt leider nicht.

Aber es gibt noch eine Gelegenheit, bei der der Darm die Belastungsstoffe unter unangenehmen Umständen los-wird. Steigt nämlich durch Schlacken im Körper die Belastung derart an, dass sie der Organismus nicht mehr bewältigen kann, benützt er ein Notventil. Er stößt die in Flüssigkeit gelösten Schlacken über die Aufnahmekanäle ab, indem er die Fließrichtung umkehrt. Dabei wird der Nahrungsbrei nicht mehr eingedickt und die Ausscheidung der abzustoßenden Belastungsstoffe erfolgt explosionsartig als Durchfall. Wenn der Darm in seiner Ausscheidungsfunktion überfordert ist, werden die Stoffe zusätzlich über den Mund erbrochen; es kommt zum Brechdurchfall. Ein wesentliches Kennzeichen für diesen Vorgang ist die totale Ablehnung jeder Nahrungsaufnahme.

Blähungen und Verstopfung

Schütten Leber und Galle zu wenig für die Verdauung benötigte Flüssigkeit in den Dünndarm aus und steht dem Organismus durch die Bindung von Schlackenstoffen an Wasser zu wenig Flüssigkeit insgesamt zur Verfügung, verdickt sich der Nahrungsbrei und bleibt im Darm liegen. Die Verstopfung ist perfekt. Es kommt zu chemischen Reaktionen und Gärungsprozessen, welche Gase produzieren, die zu den bekannten Blähungen führen, die sich bis zu Koliken steigern können.

Außerdem kann damit ein unangenehmes Kopfweh verbunden sein, weil die Gase in gelöster Form über die Darmzotten in das Blut gelangen. Das Gehirn ist am sensibelsten für solche Vergiftungen und leidet darunter.

Das Hauptproblem liegt an der Unfähigkeit des Körpers, die Schlacken loszuwerden, wodurch sie im Bauchbereich gebunden bleiben. Gehen dann durch die Einnahme von Natrium sulfuricum Nr. 10 und warme Umschläge doch Gase ab, stinken sie entsetzlich wie faule Eier beziehungsweise schwefelig, ähnlich einer Heilquelle mit starkem Schwefelgehalt.

Ablagerungen

Bei einem Mangel ist der Organismus gezwungen, die Stoffe, welche umgebaut werden müssten, in einer Deponie aufzubewahren. Zu diesen Lagerungsstätten gehören erfahrungsgemäß Warzen, Muttermale und harte Knoten unter der Haut, welche sich aber problemlos verschieben lassen. Sie verändern ihre Größe, je nachdem, wie groß der Anfall von Belastungsstoffen ist.

> **info** Die Leber ist sozusagen der Abfallkübel des Organismus, der sich mit allen Abfällen und Rückständen beschäftigen muss. Für den Umbau der belastenden Stoffe in ausscheidbare Substanzen steht der Leber Natrium sulfuricum Nr. 10 zur Verfügung.

An den Orten, an denen sich Belastungsstoffe befinden, die nicht mehr ausgeschieden werden können, wird das Immunsystem extrem geschwächt. Dadurch entsteht eine Brutstätte für Bakterien und Viren, wie es beispielsweise bei Warzen der Fall ist. Das Auftreten beziehungsweise die Ausbreitung des Herpes-Virus steht in einem engen Zusammenhang mit Gefühlsstoffen, die mit Aufregung, Hass und Ablehnung zu tun haben und das Immunfeld schwächen, wodurch es vor allem im Bereich der Lippen und um den Mund zu Herpesblasen kommt. Allerdings ist der Herpes genitalis fast schon so häufig wie der Herpes labialis (Lippen). Auch die Fieberblasen verlangen nach Natrium sulfuricum Nr. 10, welches sich in diesem Fall als Salbe oder Brei verwenden lässt.

Schlackenflüssigkeit – Schadstoffflüssigkeit

Allerdings gibt es eine bestimmte Gruppe von Belastungsstoffen, welche nicht abgelagert werden können, sondern durch Verbindung mit Wasser in Lösung gehalten werden müssen. Diese mit Flüssigkeit verknüpfte Schlacke füllt mit der Zeit den gesamten Körper auf.

Sie verwässert das Blut, durchdringt das Gewebe und verwässert es, was als Hydrämie beschrieben wird. Wenn diese Räume nicht mehr reichen, lagert der Organismus die Flüssigkeiten in den Extremitäten ab. Die ersten Anzeichen dafür bestehen in

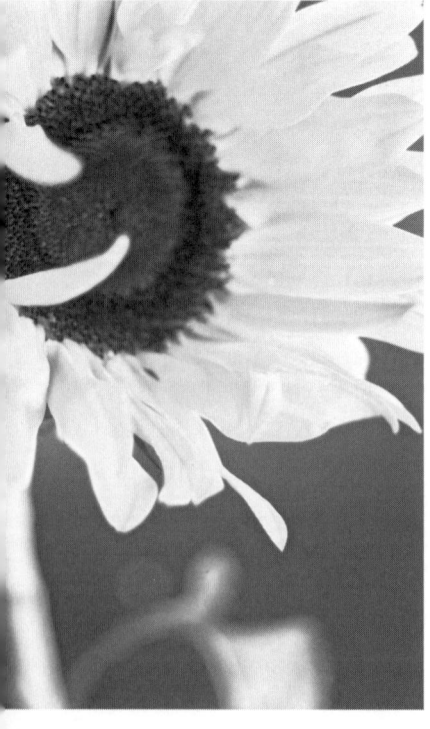

matten, schweren Beinen, welche große Mühe bereiten, sie anzuheben. Sie werden eine Last, wie auch die darin enthaltene Flüssigkeit, die mit der Zeit immer mehr wird, wodurch die Füße, später auch die Beine, vor allem die Unterschenkel, anschwellen. Die mit den Schlacken verbundene Flüssigkeit lagert sich auch in den Fingern und Händen ab. In Zeiten besonderer Verschlackung und dem damit verbundenen Flüssigkeitsandrang in die Hände ist es schwer, die Ringe von den Fingern zu bekommen oder in gewisse Schuhe zu schlüpfen, die sonst gut passen.

Bei Sonnenbestrahlung wird die im oberflächlichen Gewebe abgelagerte Schlackenflüssigkeit in Bläschen sichtbar. Sie haben einen leicht gelblich-grünlichen, wässrigen Inhalt. Die betroffenen Hautstellen jucken sehr, und meist reagiert der Organismus mit einer Rötung der Haut, was auf einen entzündlichen Vorgang hinweist. Wer auf diese Weise auf die Sonne allergisch reagiert, sollte die Mineralstoffe nach Dr. Schüßler besonders konsequent und reichlich einnehmen, damit sich der Körper von der Überfüllung mit Schlacken befreien kann. In diesem Fall kann auch die äußere Anwendung der Mineralstoffe nach Dr. Schüßler sehr hilfreich sein.[*]

Für die Entschlackung das Funktionsmittel bereitstellen
Wird dem Organismus durch die Einnahme von Natrium sulfuricum Nr. 10 in der Schüßler-Mineralstoffmischung die Möglichkeit geboten, die Schlackenstoffe, welche an Flüssigkeit gebunden sind, in ausscheidbare Substanzen umzubauen, kann die Flüssigkeit wieder freigegeben werden. Sie steht dann entweder für andere Verwendungszwecke wieder zur Verfügung oder wird ausgeschieden. Je nach Fortschritt des Umbaus der Schlackenstoffe schreitet dann auch die gewünschte Ausscheidung des Schlackenwassers voran und das Gewicht nimmt ab.

Der Betriebsstoff für das Bindegewebe und den Säureabbau
Silicea Nr. 11 löst harnsaure auskristallisierte Ablagerungen wieder auf. Dadurch werden die Belastungen für das Gewebe, in de-

---

[*] Als äußerliche Anwendung sollte zuerst das BaseCare Bad angewendet werden und anschließend das Pre und After Sun der Adler Pharma.

nen die Kristalle eingelagert waren, verringert. Die Schmerzen der belasteten Knorpelgewebe werden reduziert. Das gilt auch für die Weichteile, worunter die Muskeln, Sehnen, Fett- und Bindegewebe, Nerven und Gefäße verstanden werden. Für den Abbau der frei gewordenen Säure ist Natrium phosphoricum Nr. 9 notwendig.

Silicea Nr. 11 ist für die Schweißbildung von besonderer Bedeutung. Infolge eines Überschusses an Säuren versucht der Organismus, einen großen Teil davon über die Ausscheidung als Schweiß loszuwerden. Menschen, die damit belastet sind, haben eine unangenehm riechende Schweißabsonderung an Händen und Füßen. Aber diese Schweißabsonderung beschränkt sich nicht nur auf die Füße, sie kann auch unter den Achseln, in den Armbeugen, Leisten und Kniekehlen erfolgen. Im Entschlackungspulver ist es Silicea, das hier hilft.

Der Betriebsstoff für den abbauenden Eiweißstoffwechsel

Calcium sulfuricum Nr. 12 ist vor allem für die Durchlässigkeit des Bindegewebes zuständig. Oft gelingt dem Organismus der Abbau von Schadstoffen und belastenden Flüssigkeiten deshalb nicht, weil die Gewebe förmlich undurchlässig sind, da das Bindegewebe verhärtet ist. Calcium sulfuricum Nr. 12 ist auch für den Eiweißabbau zuständig. Es ist auch sehr wirksam bei eitrigen Prozessen im Körper zusammen mit Natrium phosphoricum Nr. 9 und Silicea Nr. 11.

Mineralstoffe zur Unterstützung der Niere und für die Schwermetallausleitung

Lithium chloratum Nr. 16 unterstützt die Niere bei all ihren Ausscheidungsprozessen, vor allem der Harnsäure. Damit werden alle Belastungen reduziert, die durch eine vermehrte Ansammlung von Harnsäure entstehen, wie Gicht und Rheuma.

Cuprum arsenicosum Nr. 19 und Zincum chloratum Nr. 21 sind in der vorliegenden Mineralstoffmischung die wichtigsten Betriebsstoffe für eine Schwermetallausleitung. Zusätzlich haben sie noch viele andere Aufgaben.

Mineralstoffe für die Entlastung des Gewebes und den antioxidativen Schutz der Leber

Natrium bicarbonicum Nr. 23 ist der Mineralstoff, der die Ausleitung von harnpflichtigen Substanzen aus dem Gewebe unterstützt. Außerdem ist dieser Mineralstoff am wichtigsten Basenpuffer im Körper beteiligt. Ein ausgeglichenes Säure-Basen-Gleichgewicht ist beim Abnehmen von großer Bedeutung.

Selenium Nr. 26 ist Bestandteil des wichtigsten antioxidativen Schutzes der Leber. Das gerade ist aber bei dem großen Anfall an Schadstoffen, der ja auch einen Schub von Freien Radikalen auslöst, wichtig.

Reaktionen, die weitere Maßnahmen notwendig machen

Treten folgende Reaktionen bei der Einnahme der Schüßler-Mineralstoffmischung auf, sind weitere Maßnahmen notwendig:

- Sodbrennen: 10 bis 20 Tabletten Natrium phosphoricum Nr. 9 zusätzlich

- vorübergehend angeschwollene Beine, Knöchel, Hände, Katerkopfschmerz: 10 bis 20 Tabletten Natrium sulfuricum Nr. 10 zusätzlich
- Säureüberflutung: basische Bäder*
- rheumatische Beschwerden, die wieder akut werden: die Dosierung des Mineralstoffpulvers reduzieren
- Ausscheidung der Schlacken über die Haut mit Juckreiz: Mineralstoffduschgel, basische Bäder.

---

* BaseCare der Adler Pharma

BAUSTEIN NUMMER 2:
BASECARE – BASISCHES MINERAL-
STOFFBAD DER ADLER-PHARMA

Basenbäder, richtig angewendet, unterstützen die Ausscheidung von Schadstoffen über die Haut.

Die Haut ist das größte Ausscheidungsorgan des Körpers. Deshalb kommt ihr beim Abbau von belastenden Stoffen wesentliche Bedeutung zu.

Einer der intensivsten Ausscheidungsvorgänge wird über das Schwitzen erreicht. Es wird zwischen dem aktiven und dem passiven Schwitzen unterschieden:

- Das aktive Schwitzen, das durch intensive körperliche Betätigung erreicht wird, hilft dem Organismus, belastende Stoffe, die sich im Bereich des Gewebes unter der Haut befinden, loszuwerden.

- Das passive Schwitzen hilft ebenso, solche Stoffe auszuscheiden. Es erfolgt unter anderem in der Sauna.

Es gibt viele Menschen, die nach einem solchen Vorgang des Schwitzens regelrecht süchtig sind. Sie betonen, dass sie die zwei bis drei Stunden Joggen, Radfahren oder Tennis einfach dringend brauchen. Sie würden es sonst nicht aushalten. Genauso die »fanatischen« Besucher der Sauna. Sie brauchen den passiven Ausscheidungsprozess von Schadstoffen. Bei Wärme ist die gesamte

tipp Wird eine Ausscheidung von Schadstoffen durch ein Bad angestrebt, sollte die Badetemperatur über der Körpertemperatur gewählt werden, also auf jeden Fall über 37 °C.

Entgiftung des Körpers wesentlich intensiver und die ausscheidenden Stoffwechselprozesse werden gefördert. Das alles wird beim basischen Mineralstoffbad ausgenützt. Dabei spielt nicht nur die Temperatur eine große Rolle, sondern besonders der pH-Wert. Durch die Beimengung geeigneter Mineralstoffe wird im Badewasser ein pH-Wert von mindestens 8 hergestellt und die Badetemperatur auf 38 °C gehalten.

Wirkung des basischen Mineralstoffbads

Durch das basische Mineralstoffbad entsteht eine »Lauge«. Der Körper ist gezwungen, diesen pH-Wert auf den des menschlichen Blutes zu senken, und dieser liegt bei ungefähr 7,4. Es entsteht also ein osmotischer Druck, durch den die Säuren aus dem Körper ausgeleitet werden.

Wird die Säure aus dem Körper möglichst sorgsam ausgeschieden – durch Einnahme von Natrium phosphoricum Nr. 9, der Schüßler-Mineralstoffmischung und gleichzeitig durch häufigeres Baden mit einem basischen Mineralstoffbad der Adler-Pharma –, so erspart man sich beim Abnehmen Hungerattacken, die durch Säurefluten ausgelöst werden (siehe Baustein Nummer 1,

Seite 123–129). Müdigkeit und Mattigkeit bleiben aus. Das Hungergefühl geht allgemein zurück, und damit kann auch die Menge der Nahrungsaufnahme leichter reduziert werden. Durch eine geeignete Trägersubstanz werden die ausgeschiedenen Stoffe im Badewasser sofort gebunden und können nicht mehr in den Körper gelangen, also nicht mehr rückresorbiert werden.

Voraussetzung für den Erfolg ist natürlich, dass während einer solchen Kur keine weiteren Schadstoffe zugeführt werden. Deshalb ist es wichtig, in dieser Zeit möglichst nicht zu rauchen, Kaffee zu meiden und keinen Alkohol zu trinken. Für ein dauerhaftes Abnehmen ist es notwendig, den Lebensstil zu ändern.

Durch die hohe Wassertemperatur beginnt der Körper zu schwitzen und ungefähr nach einer halben Stunde mit dem Schweiß die Schadstoffe abzustoßen. Die Schadstoffe (Verschlackung) auf Dauer loszuwerden ist von größter Bedeutung. Wird der Körper dabei unterstützt und Schlackenflüssigkeit kann abgebaut werden, reduziert sich das Gewicht und der Körperumfang.

Anwendungen des basischen Mineralstoffbads

Im Folgenden sind die verschiedenen Anwendungen des Mineralstoffbades beschrieben. Suchen Sie sich die für Sie geeignete Form aus.

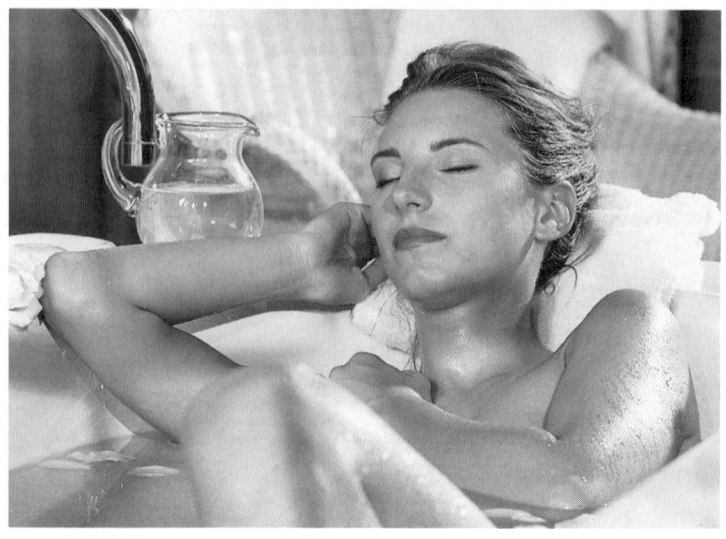

Vollbad

Bei Bedarf täglich ein basisches Mineralstoffbad nehmen.

Dosierung: drei Esslöffel basisches Mineralstoffbad

Empfohlene Badedauer: etwa 30 bis 50 Minuten. Es sind aber auch Bäder von einer Dauer bis über eine Stunde möglich.

Badetemperatur: etwa 37 bis 38 °C gleichbleibend über die gesamte Badedauer halten.

tipp Alle fünf bis zehn Minuten sollte die Haut mit einer Badebürste leicht gebürstet oder mit einem Waschlappen abgerieben werden. Sie wird dabei von den ausgeschiedenen Stoffen gereinigt.

Basisches Sitzbad

Dauer: 10 bis 40 Minuten

Dosierung: ein Esslöffel basisches Mineralstoffbad

Basische Sitzbäder wirken sich besonders gut bei Problemen im Genital- und Analbereich aus.

Basisches Fußbad

Dauer: von 30 Minuten bis über eine Stunde

Dosierung: ein Esslöffel basisches Mineralstoffbad

Basische Fußbäder wirken besonders auf die Verschlackung der Füße ein. In die Füße versacken sehr häufig belastende Flüssigkeiten, was sich in extremer Weise bei offenen Beinen zeigt. Aber es gibt genügend andere Beschwerden, die entlastet werden können: Fußschweiß, Fußpilz, Juckreiz in den Unterschenkeln, Ausschläge, Krampfadern, Gichtzehen oder rheumatische Beschwerden in den Fußgelenken. Auch bei der Entlastung von überdehnten Sehnen und Bändern wird das Fußbad hilfreich sein.

Basisches Handbad

Dauer: 5 bis 20 Minuten

Dosierung: ein Teelöffel basisches Mineralstoffbad

Gerade bei Handekzemen zeigt sich die Überlastung der Gewebe mit Schadstoffen. Dieses basische Mineralstoffbad kann hilfreich dabei eingesetzt werden. Aber auch bei rheumatischen Beschwerden und bei Gichtknoten in den Fingergelenken ist davon Hilfe zu erwarten.

Wer keine Bäder verträgt, kann BaseCare auch als Brei auf-

tipp Menschen mit hohem Blutdruck, Kreislaufschwierigkeiten oder gar Herzproblemen dürfen keine Bäder über Körpertemperatur durchführen. Für sie liegt die ideale Badetemperatur bei 35 bis 36,5 °C.

tragen und damit zum Beispiel eine Maske machen. Besonders bei Akne und unreiner Haut werden hier gute Ergebnisse erzielt.

Bei verhärtetem Bindegewebe kann man mit einem BaseCare-Brei auch Ganzkörperauflagen machen. Nach dem Einwirken und Abspülen ist eine gezielte Bindegewebsmassage sehr empfehlenswert.

Der Brei kann aber auch für Teilauflagen verwendet werden, zum Beispiel als Breiauflage für die Oberschenkel (bei Cellulite).

BAUSTEIN NUMMER 3: STOFFWECHSELTEE

Bevor dieser spezielle Tee vorgestellt wird, ist es sicher von Bedeutung, auf das Trinken im Allgemeinen und das Durstgefühl im Speziellen einzugehen.

Trinken ist lebenswichtig

Bezeichnend für die Notwendigkeit von Flüssigkeit ist, dass der Mensch wohl sehr lange ohne feste Nahrung auskommen kann, ihn aber ein Mangel an Flüssigkeit sehr rasch gefährden würde. Ein Mensch verhungert nicht so schnell, aber er verdurstet relativ rasch, denn der Körper enthält vor allem Wasser. Immerhin bestehen 61,6 Prozent des Körpervolumens aus diesem lebenswichtigen Element. Alle Zellen enthalten Wasser. Auch ist es der Hauptbestandteil unserer Körperflüssigkeiten, des Blutes, der Lymphe, der Flüssigkeit in Gehirn und Rückenmark, im Glaskörper des Auges und der Interzellularflüssigkeit. Von der Körperflüssigkeit befinden sich etwa 40 Prozent innerhalb der Zellen, 15 Prozent umgeben die Zellen als Zwischenzellflüssigkeit, und fünf Prozent bilden das Plasmawasser.

Die Bedeutung von Kochsalz für den Flüssigkeitshaushalt

Damit der Organismus mit Wasser umgehen kann, ist Natrium chloratum notwendig. Überall, wo die Versorgung mit Flüssigkeit von Bedeutung ist, wird Natrium chloratum als Steuerungsmittel, als Funktionsmittel benötigt. Es muss innerhalb der Zelle vorliegen. Wenn dieses Betriebsmittel fehlt, kann es über Natrium chloratum Nr. 8 zugeführt werden, da es hier so zubereitet ist, dass die Zelle es direkt aufnehmen kann.

Bevor auf die einzelnen Aufgaben dieses bedeutungsvollen Mineralstoffes eingegangen wird, sollten noch zwei seiner Eigenschaften genannt werden:

- Natrium chloratum wirkt hygroskopisch, das heißt, es zieht Wasser an und verbindet sich mit ihm.
- Natrium chloratum wirkt osmotisch, das heißt, es bewirkt eine Bewegung der Flüssigkeit. Für die Konstanthaltung des osmotischen Druckes und des Ionenmilieus ist auf der Ebene der Organe vor allem die Niere ausschlaggebend.

info Ist der Mangel an Natrium chloratum Nr. 8 besonders groß, besteht auch eine Ablehnung gegen das Trinken von Wasser. Der Organismus hat keine Betriebsstoffe für die zugeführte Flüssigkeit.

Der Harn

Die Nieren werden pro Tag von circa 1000 Liter Blut durchströmt. Aus dieser großen Menge Flüssigkeit werden ungefähr 100 Liter als Primärharn abgetrennt. Dieses Filtrat wird nach einer mengenmäßigen Verringerung und qualitativen Umwandlung zum Endharn bereitet. Der Primärharn wird nach dieser Bearbeitung

tipp Es sollte dem Organismus so viel Flüssigkeit zur Verfügung gestellt werden, wie er benötigt, vor allem in der angemessenen Zusammensetzung. Trinken Sie überwiegend reines Wasser, wenn möglich Quellwasser.

zum größten Teil wieder in den Blutkreislauf zurückgeführt. Lediglich ein bis eineinhalb Liter Endharn (Sekundärharn) werden über die Blase und die Harnwege ausgeschieden.

Damit die Niere aber den Harn über die Blase ausscheiden kann, ist die Anwesenheit von Natrium chloratum Nr. 8 erforderlich.

Vor allem die Verbindung von Natrium und Chlorid, Natrium chloratum, ist dafür zuständig, dass Flüssigkeit überhaupt ausgeschieden werden kann. Jedes Wassermolekül wird an ein Natriumchlorid-Molekül gebunden und kann dann ausgeschieden werden. Darin liegt auch begründet, warum der Harn so mineralstoffreich ist.

Flüssigkeitszufuhr

Grundsätzlich sollte niemand mehr trinken, als der Durst, das natürliche Zeichen für Flüssigkeitsmangel, anzeigt. Eine absolute Regel lässt sich schon deshalb nicht aufstellen, weil ein Mensch mit 50 Kilogramm Gewicht sicher einen anderen Bedarf an Flüssigkeit hat als jemand mit 100 Kilogramm.

Bedenklich ist aber, dass es immer mehr Menschen gibt, die keinen Durst mehr haben. Das lässt folgenden Hintergrund vermuten: Der menschliche Organismus braucht für die Regulierung und Steuerung des Flüssigkeitshaushaltes Natrium chloratum Nr. 8. Infolge der starken Belastung durch Gift- und Schadstoffe ist der Haushalt dieses Mineralstoffes sehr erschöpft. Wenn nun Menschen etwas trinken wollen, so ist das Getränk meist schon wieder so konzentriert, dass es der Organismus verdünnen müsste. Die meisten Getränke sind zu dicht mit Genuss- beziehungsweise Reizstoffen versetzt.

Es steht aber weder die Flüssigkeit zur Verdünnung der konzentrierten Flüssigkeiten noch der Betriebsstoff, das Funktionsmittel für die Flüssigkeit, zur Verfügung. So verzichtet der Organismus auf die Zufuhr von weiterer Flüssigkeit, indem er keinen Durst meldet. Aus diesem Grunde lässt sich der Hinweis aller naturheilkundlichen Experten verstehen, die das Trinken von reinem Wasser, von Leitungswasser, das Trinkwasserqualität hat, empfohlen haben. Am besten ist Quellwasser.

Auch für die Ausscheidung von Flüssigkeit benötigt der Organismus Natrium chloratum Nr. 8, weshalb im Harn eine starke Konzentration dieses Mineralstoffs festzustellen ist. Bei einem größeren Mangel ist auch das Harnlassen beeinträchtigt. Erst nach längerer konsequenter Einnahme dieses Mineralstoffes stellt sich ein natürliches Durstgefühl wieder ein, wenn außerdem dem Körper wieder natürliches, unverfälschtes, nicht präpariertes Wasser zur Verfügung gestellt wird.

Flüssigkeitsräuber Kaffee

Ein sehr starker Räuber an Flüssigkeit ist Kaffee. Der Organismus braucht für die Menge Kaffee, die getrunken wird, mindestens noch einmal ungefähr die gleiche Menge Wasser, um ihn be- und verarbeiten zu können. Grundsätzlich ist hier zu den üblichen Genussgetränken anzumerken, dass sie in der Regel eine Belastung für den Organismus darstellen. Es werden Reiz- und Belastungsstoffe zugeführt, für deren Ausscheidung die zugeführte Menge an Flüssigkeit meist nicht reicht. Der Organismus ist immer wieder zu Reaktionen gezwungen. Nur beim reinen Wasser kann er sich abreagieren, kann er die Belastungsstoffe verdünnen und ausscheiden.

Über das Teetrinken

Der Organismus braucht für jeden Wirkstoff, auch für den, der ihm über einen Tee zugeführt wird, eine bestimmte Menge Flüssigkeit. Wenn der Tee zu stark (konzentriert) zubereitet wird, bekommt der Organismus zu viele Wirkstoffe im Verhältnis zu der angebotenen Flüssigkeit. Dadurch kann der gesündeste Tee zu einer Belastung werden, weil es zu einer Überdosierung an Wirkstoffen kommt. Außerdem wird der Flüssigkeitshaushalt ununterbrochen belastet, weil der Organismus versucht, die starken Konzentrationen zu verdünnen. Der Organismus muss die wertvollen Wirkstoffe ausscheiden oder ablagern, was ihn belastet. Irgendwann muss die Deponie abgebaut werden! Aus dieser Sicht ist auch verständlich, dass ein Tee nur über eine bestimmte Zeitspanne getrunken werden sollte. Das ist aber nur dann der Fall, wenn er zu stark zubereitet wird.

Außerdem haben wir ein wunderbares Signal unseres Körpers, das uns hilft, mit diesem Problem zurechtzukommen. Alles, was unangenehm schmeckt, ist zu stark zubereitet und muss verdünnt werden. Ansonsten werden die wertvollsten Stoffe, wenn

> **info** Es gibt Teesorten, die nur kalt angesetzt, zwölf Stunden ziehen gelassen und dann erwärmt getrunken werden dürfen (Gerbstofftees). Tees aus Wurzeln oder Rinden müssen meist kurz aufgekocht werden. Man lässt sie ziehen und dann werden sie abgeseiht. Tees aus Blüten oder Blättern werden mit kochendem Wasser überbrüht, ziehen gelassen und dann abgeseiht. Beim Kauf eines Tees sollte man immer fragen, wie er zubereitet werden muss!

sie zu stark konzentriert sind, zur Belastung, wenn nicht sogar zu einem Gift.

Als Grundregel mag für die Zubereitung von Tee gelten, dass ein viertel Teelöffel Teemischung leicht ausreicht für einen Liter Wasser. Für manche Menschen ist auch das noch zu stark, so dass zwei Liter Wasser als noch angenehmer empfunden werden. Tee sollte niemals mit Honig oder Zucker gesüßt, sondern ganz einfach so belassen werden, wie man ihn zubereitet hat.

In diesem Zusammenhang sei nochmals auf das Arndt-Schulz'sche Reizgesetz verwiesen: Leichte Reize fachen die Lebenskraft an, mittlere Reize stärken die Lebenskraft, starke Reize schwächen die Lebenskraft, und stärkste Reize lähmen die Lebenskraft.

Überall, wo dieses Reizgesetz missachtet wird, kommen Therapeuten, Masseure, Gesundheitsberater oder einfach jeder, der andere begleiten möchte, zu keinem, vor allem zu keinem beständigen Erfolg. Alles, was zu stark ist, stellt für den Organismus eine Belastung dar. Die Fortschritte in der Therapie können dann keine so große Entlastung darstellen, dass sie die Nachteile der zu starken Reize aufwiegen könnten.

Zur Reinigung beziehungsweise Entschlackung noch Folgendes: Es geht nicht nur um eine Blutreinigung, sondern auch um eine Reinigung der Lymphe, der Gewebsflüssigkeit und ganz besonders der Zellen!

Ein spezieller Stoffwechseltee

In vielen Jahren der Erfahrung hat es sich bewährt, neben dem Einsatz der Mineralstoffe auch eine Kombination von bewährten Kräutern zur Unterstützung des Stoffwechsels einzusetzen.* Dabei werden vor allem die beiden hauptsächlichen Ausscheidungswege gestützt, nämlich über die Niere bei den Säuren und Säureabbaustoffen und über die Leber, was die Schadstoffe betrifft. Die einzelnen Heilkräuter werden im Folgenden beschrieben.

Bei eingeschränkter Herz- und Nierentätigkeit mit damit verbundenen Stauungen und Wasseransammlungen ist die Verwendung von Diuretika (wassertreibenden Tees) nicht angezeigt. Während Schwangerschaft und Stillzeit soll ebenfalls kein Stoffwechseltee angewendet werden.

---

* Erhältlich auch als Adler Pharma Stoffwechseltee

Brennnesselkraut

Die Brennnessel wird in der Volksheilkunde wegen ihrer Wirkung gern als Frühjahrs-Stoffwechselförderer eingesetzt. Sie zählt zu den intensiv untersuchten Arzneipflanzen. Als hoch wirksame Arzneipflanze ist sie beliebter und bewährter Bestandteil von Teemischungen, die bei Rheuma und Gicht sowie bei Galle- und Leberbeschwerden eingesetzt werden. Sie wirkt außerdem entzündungshemmend.

Brennnessel fördert die Harnausscheidung und damit die Ausscheidung von Harnstoff. Als harntreibendes Mittel wird sie eingesetzt zur Durchspülung, bei entzündlichen Erkrankungen der ableitenden Harnwege und bei Nierengrieß.

Bärentraubenblätter

Vor allem bei entzündeten Harnwegen hat dieser Tee eine günstige Wirkung, auch bei der Unterstützung von Therapien bei Blasen- und Nierenbeckenkatarrh. Durch die geringe Dosierung sind keine belastenden Nebenwirkungen zu erwarten.

Da Bärentraubenblätter die Harnwege unterstützen und stärken, sind sie für unsere Zusammenstellung sehr willkommen. Durch den Abbau all der belastenden Stoffe aus dem Körper kommt es zu starken Konzentrationen im Harn, die unter Umständen die abführenden Harnwege angreifen könnten. Allzu oft gibt es bei Menschen, die eine Entlastung ihres Körpers von Schadstoffen und Säuren verstärkt durchführen, Reizungen und unangenehme Schmerzen. Das verhindern wir mit dieser Arzneipflanze.

Bruchkraut

Bruchkraut wird in der Volksheilkunde zur Behandlung von Erkrankungen der Nieren und ableitenden Harnwege und als »Blutreinigungsmittel« verwendet. Die Wirkstoffe dieser Arzneipflanze lösen auch zähen Schleim und erleichtern das Abhusten, weshalb sie als Hustenmittel zum Einsatz kommt.

Doch die stärkste Wirkung zeigt Bruchkraut als krampflösendes Mittel bei den Harnwegen. Deshalb ist es auch Bestandteil vieler Teemischungen für Blasen- und Nierenleiden. So soll es auch in unserer Teemischung die harnabführenden Wege stärken und Krämpfen bei der Belastung des intensiven Schadstoffabbaus vorbeugen.

Löwenzahn

Er wird als entgiftendes und harntreibendes Mittel eingesetzt. Im Gegensatz zu anderen harntreibenden Mitteln kommt es beim Einsatz der Blätter nicht zur Ausschwemmung von Kalium, da diese selbst Kalium in hohen Dosen enthalten. Die Pflanze wird auch bei Magen-Darm-Beschwerden, Appetitlosigkeit und bei Leber- und Gallenleiden verwendet.

Löwenzahn regt Leber und Galle zu erhöhter Aktivität an. Dadurch hat diese Heilpflanze einen Einfluss auf das Bindegewebe, indem es besser durchblutet wird. Löwenzahn befähigt mit seinen Wirkstoffen den Organismus, vermehrt alte Schlacken auszuscheiden. Dieser Tee wird bei Frühjahrs- und Herbstkuren häufig angewendet. Nach einer solchen Kur fühlen sich sogar geschwächte Menschen gestärkt, weil sie von vielen belastenden Schadstoffen befreit wurden.

Da Löwenzahn auch auf das Bindegewebe einwirkt, können gestaute Säurebelastungen abgebaut werden. Deshalb wird er auch bei rheumatischen Belastungen zur Anwendung gebracht. Die Häufigkeit sowie die Heftigkeit der Schmerzen ist nach einer Kur mit Löwenzahn spürbar verringert.

Schafgarbe

Die Heilpflanze wird bei Grippe, Fieber, Heuschnupfen, Allergien und Verletzungen angewendet. Aber auch bei Magen-, Darmund Gallenleiden, Menstruationsbeschwerden und Kreislaufstörungen wird die Schafgarbe eingesetzt. Sie hat außerdem die Eigenschaft, äußere und innere Blutungen zu stillen, beispielsweise in Lunge, Darm, Nase, Uterus und Niere.

Innerlich werden Schafgarbenzubereitungen bei Appetitlosigkeit und leichten, krampfartigen Beschwerden der Verdauungsorgane (Entzündungen, Durchfälle, Krämpfe) angewandt. Der hohe Gehalt an Kalium regt in Verbindung mit den anderen enthaltenen Wirkstoffen die Tätigkeit der Nieren an. Dadurch ist die Schafgarbe für Frühjahrs- und Herbstkuren geeignet und findet deshalb oft Berücksichtigung in entsprechenden Teemischungen.

Wegen ihrer hervorragenden Eigenschaften wurde die Schafgarbe ebenfalls Bestandteil unserer Stoffwechselteemischung. Sie fördert die Ausscheidungswege über Niere und Leber.

Zubereitung des Stoffwechseltees

Am besten wird eine Prise, circa ein Viertel Kaffeelöffel, mit ein bis eineinhalb Liter heißem Wasser überbrüht und fünf bis acht Minuten stehen gelassen. Dann abseihen und mehrere Tassen pro Tag schluckweise trinken. Sehr sensible Menschen können die Wassermenge bei gleichbleibender Teemischung ohne weiteres auf zwei Liter ausdehnen.

Es besteht überhaupt kein Anlass zur Sorge, dass dann dieser Tee keinen Geschmack mehr haben könnte. Er ist wohlschmeckend und hat wegen der geringen Dosierung eine wohltuende und vor allem nachhaltige Wirkung.

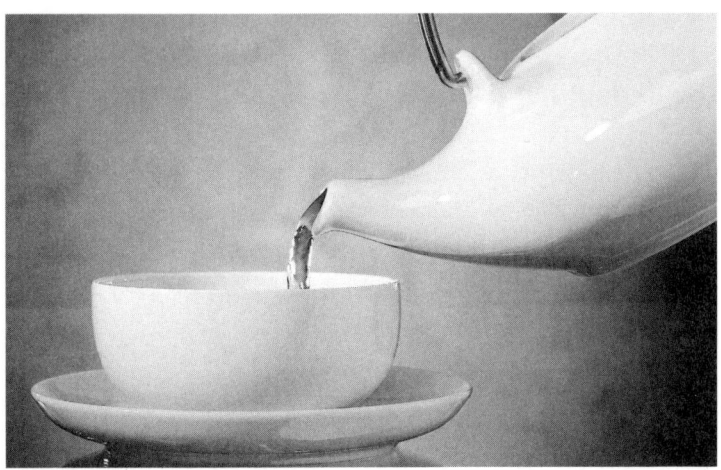

BAUSTEIN NUMMER 4: ERNÄHRUNGSUMSTELLUNG

Eine gut gewählte Ernährung ist ein großer Gewinn für die Gesundheit.

Eine gute Möglichkeit, Ihre Nahrung umzustellen, erfahren Sie im angeschlossenen Rezeptteil (siehe »Ihr persönlicher Ernährungsplan«, Seite 168 ff.). Zu Beginn nur einige wenige grundlegende Überlegungen zur Bedeutung von bestimmten Nahrungsmitteln für die menschliche Verdauung.

Die Bedeutung der Frischkost

Obst, Gemüse und Salate sind vor allem Mineralstofflieferanten und Vermittler eines Energiepotenzials, sofern es Lebensmittel sind, die noch nicht zerkocht wurden. Ungekochtes Gemüse ist für den Organismus wesentlich wertvoller. Es vermeidet auf diese Weise die so genannte »Verdauungsleukozytose«.

Unter der Verdauungsleukozytose versteht man eine Mobilisierung von weißen Blutkörperchen (Leukozyten), die, von den Geschmacksnerven ausgelöst, jedesmal erfolgt, wenn wir etwas Gekochtes zu essen beginnen. Die Darmwand wird mit Leukozyten, also mit »Abwehrtruppen«, besetzt (die weißen Blutkörperchen sind unsere Giftpolizei), als gelte es, eine Vergiftung oder Infektion aus dem Darm abzuwehren. So stellt sich nach dem Essen eine Müdigkeit ein, die einen Mittagsschlaf oder Verdauungsschlaf zur Folge hat.

Dr. Kuschakoff hat als Erster entdeckt, dass diese Reaktion bei Frischkost nicht eintritt, sondern nur bei erhitzter, denaturierter Nahrung. Anscheinend setzt die Natur voraus, dass ein wesentlicher Teil der täglichen Nahrung unerhitzt ist und zu Beginn des Essens zugeführt wird.

Ist das nicht der Fall, muss die Notregulation der Verdauungsleukozytose ständig benutzt werden; sie wird also missbraucht. Die zu oft in die Darmwandungen geschickten weißen Blutkörperchen fehlen aber anderswo bei der Abwehr von Krankheiten.

Es ist möglich, dass die Verdauungsleukozytose hauptsächlich mit dem Verzehr von gekochtem, gebratenem oder gegrilltem tierischen Eiweiß in Beziehung steht – und nicht mit dem Kochen von Nahrungsmitteln überhaupt.

»Saure Nahrung« – bleibt sauer und macht sauer

In vielen Ernährungsbüchern wird zwischen der sauren, neutralen und basischen Nahrung unterschieden. Das ist jedoch nicht zielführend, wie sich aus vielen Erfahrungen bestätigt. Wir müssen daher eine andere Einteilung wählen, die auf die Problematik belasteter Menschen eingeht. Es besteht nämlich ein gewaltiger Unterschied zwischen den Reaktionen eines gesunden und eines belasteten Körpers auf bestimmte Nahrungsmittel. Deshalb ist es notwendig, folgende grundlegende Unterscheidung zu treffen:

- saure Speisen
- säurebildende Speisen
- basenbildende beziehungsweise basische Speisen

Man sollte meinen, dass die Lebensmittel aufgrund ihrer Wirkung auf den pH-Wert des Urins direkt in säure- und basenbildende Produkte eingeteilt werden können. Leider ist dies nicht der Fall. Bei manchen Menschen treten nach dem Verzehr von sauren Speisen gleichzeitig basische pH-Werte im Urin und parallel dazu Symptome der Übersäuerung auf – das genaue Gegenteil des theoretischen Normalfalls, nach dem ein basischer Urin auf einen basischen Organismus und ein saurer auf einen übersäuerten Organismus schließen lässt. Der Widerspruch ist darauf zurückzuführen, dass ein gestörter Säurestoffwechsel diese Säuren anders umwandelt als ein gesunder.

Nimmt eine Person mit einem intakten Säurestoffwechsel ein stark säurehaltiges Nahrungsmittel wie eine Frucht oder Zitronensaft zu sich, werden die Säuren umgebaut und die basischen Mineralstoffe der Frucht freigesetzt. Ihre Aufnahme führt zur Bildung von Basen. Bei Personen mit einem gestörten Säurestoffwechsel hingegen werden die Säuren derselben Früchte weder oxidiert noch umgewandelt. Sie bleiben als Säuren im Organismus bestehen. Die im Urin auftretenden Basen stammen somit nicht von den Früchten, sondern wurden zur Aufrechterhaltung des normalen pH-Wertes dem eigenen Körpergewebe entnommen. Auch dieser Vorgang führt zu einem basischen Urin, doch

Wer an Beschwerden der Übersäuerung und Demineralisation leidet, darf sich nicht damit begnügen, den Zusammenhang zwischen Ernährung und Gesundheit erkannt zu haben. Er muss auch unterscheiden können zwischen Speisen, die zum Säuregehalt, und solchen, die zum Basengehalt des Milieus beitragen.

bewirken die Früchte hier auf Kosten des Organismus eine Verarmung an Mineralstoffen.

In der Biochemie nach Dr. Schüßler wird das folgendermaßen verstanden: Für die Säuren wurden Mineralstoffe aus dem Mikrobereich verwendet, wodurch Mineralstoffe aus dem Makrobereich ihren Halt beziehungsweise ihre Steuerung verloren und ausgeschieden werden müssen. All das geschieht jedoch um den Preis der Absenkung der Mineralstoffspeicher und des gesamten Mineralstoffniveaus im Körper. Unser Interesse gilt nun in erster Linie einer Zusammenstellung, die auf Menschen mit einem gestörten Säurestoffwechsel abgestimmt ist. Sie sind auf diese Information angewiesen, um ihre Gesundheit positiv beeinflussen zu können.

Die angegebenen, als »säurebildend« oder »basenbildend« bezeichneten Speisen zeigen diese Wirkung in jedem Organismus. Die als »sauer« eingestuften Lebensmittel hingegen führen nur in einem Organismus mit einem gestörten, belasteten Säurestoffwechsel zu einer vermehrten Säureproduktion. Bei gesunden Personen ist ihre Wirkung genau umgekehrt: Sie führen dem Körper Basen und Mineralstoffe zu.

Säurebildende Speisen

Säurebildende Speisen enthalten ursprünglich keine Säure, produzieren jedoch im Verlauf des Verdauungsprozesses und bei ihrer Aufnahme und Weiterverwendung durch die Zellen saure Substanzen. Bei den säurebildenden Speisen handelt es sich um Grundnahrungsmittel. Wir können sie deshalb nicht einfach beiseitelassen mit der Begründung, dass sie unser Milieu übersäuern. Die Lösung besteht darin, ihren Konsum einzuschränken. Denn wenn auch bei einer beschränkten Einnahme dieser Lebensmittel eine leichte Säurezufuhr normal und unvermeidlich ist, so kann diese Zufuhr doch bei einem erhöhten Konsum beachtliche Ausmaße annehmen.

Zusammenstellung säurebildender Speisen

Fleisch, Geflügel, Wurstwaren, Fleischextrakt, Fisch • Eier • Käse • Milchprodukte mit einem hohen Molkeanteil wie Joghurt, Sauermilch, Weißkäse, Kefir • tierisches Fett (gesättigte Fettsäuren) • Erdnussöl sowie gehärtete oder raffinierte pflanzliche Öle • Getreide, auch Vollkorngetreide wie Weizen, Hafer, vor allem Hirse • Brot, Teigwaren, Flocken und andere Nahrungsmittel auf Getreidebasis • Hülsenfrüchte wie Sojabohnen, weiße Bohnen, Saubohnen • raffinierter weißer Zucker • Süßigkeiten wie Sirup, Konfekt, Schokolade, Bonbons, Konfitüre, kandierte Früchte • Ölfrüchte wie Erdnuss, Walnuss, Haselnuss (ausgenommen Mandeln) • Kaffee, Tee, Kakao, Alkohol.

Saure Speisen

Saure Speisen wirken säure- oder basenbildend, je nachdem, wie der Stoffwechsel der betreffenden Person funktioniert. Empfindliche Menschen müssen mit dieser Produkt-Kategorie besonders sorgsam umgehen, da sie bei ihnen stets zur Säurebildung führt. Der weitgehende oder vollständige Verzicht auf saure Speisen ist deshalb nicht nur notwendig, sondern auch durchführbar.

Zusammenstellung saurer Speisen

Mehrere Stunden alte Molke (Joghurt, Sauermilch, Kefir, schlecht abgetropfter Weißkäse) • unreife Früchte • saure Früchte wie Beeren (Stachel-, Johannis-, Himbeeren) • Zitrusfrüchte wie Zitronen, Mandarinen, Grapefruits, Orangen • bestimmte Sorten Äpfel (Glockenäpfel), Kirschen (Weichselkirschen), Zwetschgen, Aprikosen • ein Übermaß an süßen Früchten • saures Gemüse wie Tomaten, Rhabarber, Sauerampfer, Kresse • Sauerkraut • Fruchtsäfte (vor allem Zitronensaft, auch in der Salatsauce!) • industriell hergestellte gesüßte Getränke wie Limonaden und Getränke auf Colabasis • Honig • Essig.

Basische oder basenbildende Speisen

Diese Nahrungsmittel sind reich an Basen und enthalten nur wenig oder gar keine Säure. Sie produzieren auch bei der Umwandlung und Weiterverwendung durch den Körper keine Säuren. Sie bilden in jedem Milieu Basen, unabhängig davon, ob sie in großen oder kleinen Mengen genossen werden. Personen, die unter

Zusammenstellung basenbildender Speisen

Kartoffeln • grünes Gemüse, gekocht und roh (Blattsalat, Lattich, grüne Bohnen, Kohl) • Gemüse wie Karotten, Randen (Rote Bete, rote Rüben), Fenchel, Sellerie, Kürbis, Zucchini (ausgenommen Tomaten) • Milch, Milchpulver, gut abgetropfter Quark, Rahm (Sahne) • frische Molke • aus frischer Molke hergestelltes Molkenpulver • Bananen, Melone, Birnen (auf die Menge achten) • Mandeln, Paranuss • Kastanie • Dörrfrüchte in kleinen Mengen (ausgenommen Aprikosen) • basisches Mineralwasser • Getränke auf der Basis von Mandeln.

Übersäuerung leiden, müssen sich vor allem an diese Kategorie von Nahrungsmitteln halten. Natürlich umfasst ihre Kost auch die für den Körper notwendigen, aber mit großer Sorgfalt zu dosierenden Mengen an säurebildenden Speisen.

Die basische Gemüsebrühe

Vielfach wird, um den Säure-Basen-Haushalt günstig zu beeinflussen, empfohlen, eine basische Gemüsebrühe zu sich zu nehmen. Wir empfehlen Ihnen das folgende, in der Praxis bewährte Rezept.

Zutaten
250 g Kartoffeln, klein geschnitten und mit Schale • 50 bis 100 g Gemüse, entsprechend der Jahreszeit (Petersilienwurzel, Selle-

rieknollen, Karotten, Liebstöckel, Krautblätter, Fenchel, Löwenzahn, Brennnessel) • Gewürze nach Geschmack (Lorbeerblätter, Gewürznelken, Wacholderbeeren, Muskatnuss, Majoran, Kümmel, Zwiebel, Knoblauch) • 1 Liter Wasser

Die Menge lässt sich beliebig variieren. Nehmen Sie einfach mehr oder weniger der angegebenen Mengen.

Zubereitung

Die Gemüsezutaten werden gut gereinigt mit Wasser in einem Topf aufgesetzt. Nachdem das Gemüse 10 Minuten gekocht hat, wird es abgeseiht. Das ausgekochte, ausgelaugte Gemüse hat keine Mineralstoffe mehr und ist für den Organismus ein Säurespender, deshalb wird es nicht mehr verwendet.

Die Gemüsebrühe wird langsam, eventuell eine Tasse auf nüchternen Magen, getrunken. Da sie sehr intensiv ist, kann auch schon eine Tasse am Tag genügen. Man muss bei Verwendung der Basenbrühe auf die eigenen Wahrnehmungen achten und sollte sich von diesen leiten lassen. Es wäre schade, wenn eine Ablehnung entstünde, weil zu viel davon eingenommen wurde. Zur Aufbewahrung wird die Gemüsebrühe in den Kühlschrank gestellt.

tipp Die Gemüsebrühe kann auch zur Geschmacksverbesserung von Speisen verwendet werden. Wenn Sie Gemüse kochen, verwenden Sie das Gemüsewasser für die weiteren Speisen, denn darin sind die für den Organismus wertvollen Mineralstoffe enthalten.

BAUSTEIN NUMMER 5:
BEWEGUNG

Mehr Bewegung ist einfach notwendig.

Bei der körperlichen Betätigung sollte im Falle der gesundheitlichen Vorsorge beachtet werden, dass jede Betätigung der Muskeln Milchsäure erzeugt. Diese belastet, weshalb es für die sportliche Betätigung einige Regeln zu berücksichtigen gilt:

- Bewegen Sie sich nur so schnell, dass Sie nicht außer Atem kommen. Sie sollten sich daneben noch ohne Probleme mit Ihrem »Mitstreiter« unterhalten können.
- Der Pulsschlag sollte nicht zu hoch gesteigert werden, außer in kurzen Intervallen. Diese fördern die Elastizität der Gefäße. Es gibt eine Faustregel: Pulsfrequenz 180 minus Lebensalter – sie sollte bei Dauerleistungen nicht wesentlich überschritten werden.
- Regelmäßige körperliche Betätigung ist erstrebenswerter als extreme körperliche Belastungen.
- Suchen Sie sich Ihre Art aus, sich körperlich zu betätigen. Aber es sollte auf jeden Fall in der freien Natur möglich sein.
- Bevorzugen Sie bitte Sportarten, die den gesamten Körper beanspruchen, wie Schwimmen, Rudern oder Langlaufen. Allzu einseitige Sportarten fördern eine einseitige Belastung, die unter Umständen zu körperlichen Problemen führt.

Durch eine tiefe Atmung mit reichlicher Sauerstoffzufuhr wird auch über die Atmung Säure ausgeschieden. Dieser Punkt hat für unser Programm eine nicht zu unterschätzende Bedeutung.

Die Bewegung in der Sonne, wobei die pralle Sonne eher gemieden werden sollte, hat auch auf den Vitaminhaushalt einen bedeutenden Einfluss. Bildet sich doch Vitamin E überhaupt erst durch die Sonneneinstrahlung.

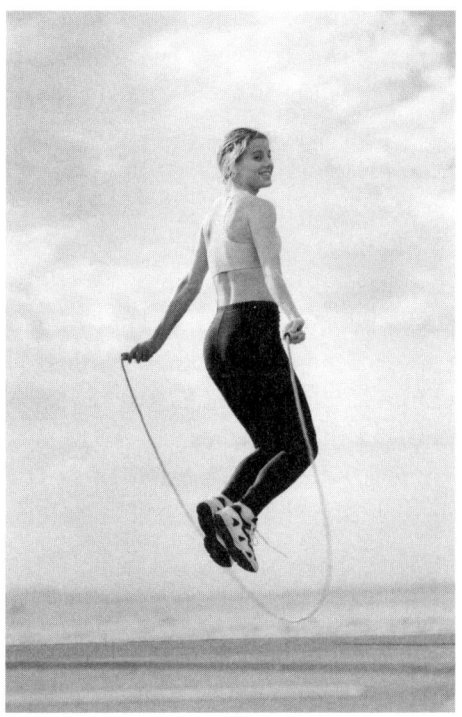

BAUSTEIN NUMMER 6:
EINLAUF

Schadstoffe werden über den Darm ausgeleitet. Ein
Einlauf hilft dabei.

Vor allem im Mastdarm und im Dickdarm und hier im letzten
Drittel liegen sehr viele belastende Schadstoffe an den Darm-
wänden. Sie beeinträchtigen nachhaltig die Gesundheit und
sind im Krankheitsfall sogar erschwerend wirksam. Ein Einlauf
wirkt Fieber senkend, und das hat sicher auch mit der Entlastung von jenen Schadstoffen zu tun, die längst ausgeschieden sein
sollten.

Der Einlauf ist besonders hilfreich, wenn es zu unangenehmen
Gasentwicklungen kommt. Sie sind ein Hinweis darauf, dass der
Körper nicht ausreichend entschlackt beziehungsweise ausscheidet und diese Stoffe zu gären beginnen, also in chemische Prozesse geraten, die Gase zur Folge haben.

Zur Reinigung, vor allem bei Fastenkuren, ist folgende Mine-
ralstoffkombination empfehlenswert:

info Es muss gewährleistet sein, dass keine Blinddarmrei-
zung oder Entzündung vorliegt!

Mineralstoff	Aufgabe
Calcium fluoratum Nr. 1	Elastizität der Darmwände
Ferrum phosphoricum Nr. 3	Aktivierung der Darmzotten und Durchblutungsförderung
Kalium chloratum Nr. 4	Arbeit der Drüsen und Entgiftung
Kalium phosphoricum Nr. 5	Desinfektion
Kalium sulfuricum Nr. 6	Bindung der alten Schlacken
Magnesium phosphoricum Nr. 7	Unterstützung der Darmperistaltik
Natrium chloratum Nr. 8	Flüssigkeitsregulierung und Entgiftung
Natrium sulfuricum Nr. 10	Entschlackung

Von jedem Mineralstoff werden jeweils fünf bis sieben Pastillen, von der Nummer 10 aber 20 Stück, aufgelöst und ohne Milchzucker zur Flüssigkeit dazugegeben. Das Wasser sollte abgekocht sein.

BAUSTEIN NUMMER 7:
BITTERSALZ

Den Darm mit einem Passagesalz zu reinigen
unterstützt die Entschlackung des Körpers.

Der Einlauf erreicht bei weitem nicht alle Bereiche, die gereinigt gehören. Deshalb ist die Darmreinigung mit Hilfe des Bitter- oder Glaubersalzes eine wichtige Ergänzung im Zuge einer gesamtheitlichen Reinigung des Körpers von allen belastenden Stoffen.

Ein Esslöffel Bitter- oder Glaubersalz auf einen drittel Liter Wasser reicht aus, dass es zu einer relativ raschen Entleerung des gesamten Darminhaltes kommt. Das Glas wird zügig geleert. Die Darmwände sind von Verdauungsschlacken meistens sehr verklebt. Sie sind manchmal sogar steinhart. Dieser Zustand bedarf einer Darmspülung, was nur von dafür ausgebildeten Fachkräften durchgeführt werden darf. Meistens genügt es aber, den Dickdarm durch Einläufe zu reinigen.

Wasser selbst ist nicht dazu geeignet, den Darm so weit zu reizen, dass er sich entleert. Es wird vom Körper schnell aufgenommen.

Bei der Darmreinigung werden Mittel eingesetzt, die der Körper schwer aufnehmen kann. Außerdem veranlassen sie den Organismus, den osmotischen Druck auszugleichen, der durch die eingenommenen Mittel wie Bitter- oder Glaubersalz entsteht. Da der Darminhalt durch die eingenommenen Mittel sehr basisch wird, werden Säuren in den Darm hinein ausgeschieden. Damit die Konzentration sinkt, wird Wasser in den Darm geleitet. Beides verursacht dann eine rasche Entleerung des Darms. Der Wirkungseintritt hängt von der Menge und der Konzentration der Salzlösung ab.

Die Bausteine 6 und 7 sind nicht unbedingt erforderlich, wurden aber der Vollständigkeit halber angeführt, vor allem für jene, die das Problem Übergewicht mit großem Eifer und sehr konsequent angehen wollen.

Ihr persönlicher Ernährungsplan

Hier finden Sie grundlegende Hinweise für eine gesunde Ernährung und detaillierte Tagespläne für Ihr Vier-Wochen-Abnehmprogramm. Die leckeren Rezepte sind abwechslungsreich, leicht nachzukochen und schmecken auch der Familie oder Gästen.

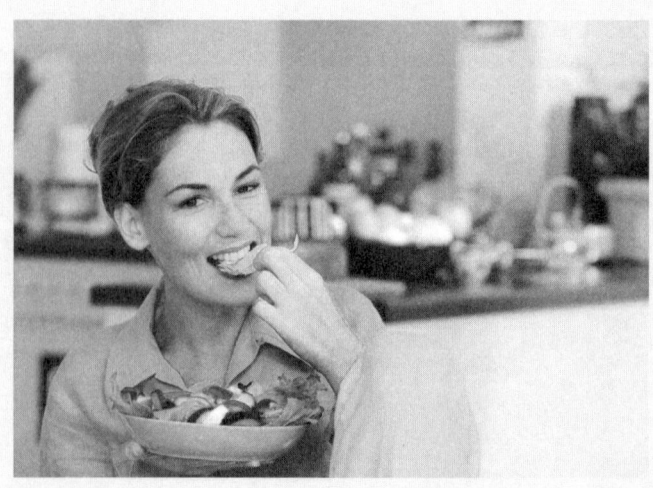

SANFT UND GENUSSVOLL ENTSCHLACKEN

Schmackhaft essen ohne viel Aufwand und trotzdem abnehmen. Hier wird gezeigt, wie's geht.

Für viele Menschen, die abnehmen wollen, ist es oft wie ein Spieß-rutenlauf durch die verschiedenen Diäten, bis sie, entnervt und gestresst von ungewohnter Küche, wieder aufgeben und zu ih-ren alten Ernährungsgewohnheiten zurückkehren. Als Mutter von drei Kindern weiß ich, dass heute schnelle und schmack-hafte Speisen gefragt sind, denn die meist doppelt belastete Frau muss Familie und Beruf unter einen Hut bringen; Familienma-nagement ist gefragt. Da kann nicht für eine Person Diät gekocht werden. Eine grundsätzlich gesunde Ernährung ist auch für das Aufwachsen der Kinder sehr wichtig. Gesunde Ernährung bedeu-tet langfristig, dass das Gewicht selbstverständlich auf einem gu-ten Niveau gehalten wird. Sie ist aber vor allem eine effiziente und dadurch im Endeffekt auch kostengünstige Gesundheitsvorsorge.

Gesund essen ist also eine Lebenseinstellung. Ich stelle Ihnen Rezepte vor, die Sie ganz leicht kochen können, die gut schme-cken und für die ganze Familie gekocht werden können. Beden-ken Sie, dass wir alle auch mit den Augen essen. Bitte nehmen Sie sich die Zeit, die Speisen appetitlich auf den Tellern anzurichten, besonders Kinder brauchen das! Ein weiterer Punkt ist, dass Sie ihrer Familie erklären, dass hinuntergeschlungenes Essen die Ver-

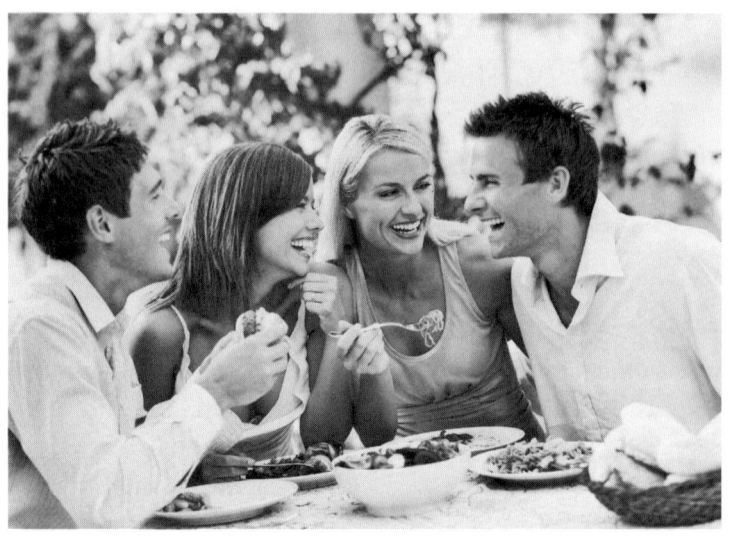

dauung belastet. Aber vor allem tritt das Sättigungsgefühl nicht so schnell ein. Dadurch wird zu viel gegessen.

Gut gekaut ist halb verdaut

Gut gekautes Essen ist halb verdaut. Wir lernen den Geschmack der einzelnen Speisen wieder schätzen. So werden auch unsere Geschmacksnerven geschult. Wir brauchen keine Geschmacksverstärker mehr und das Überwürzen wird überflüssig. Das heißt: Sparen Sie beim Salz, verwenden Sie lieber viele verschiedene frische Kräuter. Feines Würzen konzertiert mit dem Geschmack der Speise und rundet das Erlebnis Essen ab.

Es ist wichtig zu bedenken, dass der Mensch Eiweiß braucht. Vor allem pflanzliches Eiweiß ist sehr bekömmlich. Der Körper schließt es nicht so leicht auf wie tierisches Eiweiß, das heißt, er kann auch kaum ein Zuviel an Eiweiß bekommen. Bei tierischem Eiweiß ist Fisch die ernährungsphysiologisch wertvollste Quelle. Getreide und Gemüse gegart sowie rohes Gemüse, Salate und Obst sind ein Jungbrunnen für Ihren Körper. Kochen Sie möglichst mit wenig Fett, vor allem nicht rösten. Öle mit einem hohen Anteil an ungesättigten Fettsäuren sind besonders wertvoll, diese dürfen aber nicht hoch erhitzt werden! Also kein Braten oder Backen mit diesen Ölen! Sie werden bei den Rezepten Tipps finden, was Sie für Ihren täglichen Essensplan noch dazukombinieren können.

Beachten Sie das Sättigungsgefühl und übergehen Sie es nicht! Die Essensmengen werden dadurch immer mehr eingeschränkt und auf gesunde Mengen reduziert.

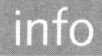 Alle Rezepte sind für vier Personen gedacht.

Bevor Sie mit dem Ernährungsplan beginnen, der Ihre Abnehm- und Entschlackungskur unterstützt, sollten die drei Schritte geklärt sein, um die es jetzt geht:

- Neutralisierung, Abbau und Ausscheidung der im Körper in Lösung befindlichen Schlacken und Säuren.
- Im zweiten Schritt werden die Deponien in Angriff genommen: Die abgelagerten beziehungsweise in die Zellen eingelagerten

Abbauprodukte, Schadstoffe und Salze – das sind die chemisch gebundenen Säuren – werden in Lösung gebracht. Achten Sie auf einen behutsamen Umgang mit einem stark belasteten Organismus. Es ist nur ein langsamer Abbau der belastenden Stoffe möglich und ratsam.

- Alle Möglichkeiten der Ausscheidung von belastenden Schadstoffen werden in Anspruch genommen, um die in Bewegung gekommenen Stoffe aus dem Körper zu entfernen. Es muss auf jeden Fall vermieden werden, dass der Organismus diese Schadstoffe mangels Betriebsstoffen oder anderer geeigneter Maßnahmen wieder im Körper einlagert.

hinweis Darmträgheit ist beim Abnehmen oft ein Problem, denn der Körper muss sich erst auf die geringeren Mengen einstellen. Die Folge ist Verstopfung. Dadurch ist aber auch die Ausscheidung der Schadstoffe aus dem Dickdarm nicht mehr möglich. Diese frei werdenden Schadstoffe belasten den Organismus. Es kommt zu Kopfschmerzen, Katergefühl, Magendruck und Blähungen. Schnelle Abhilfe schafft hier das Trinken einer Bittersalzlösung oder ein Einlauf (siehe Seite 164, 166). Zur vorsorglichen Vermeidung eines Schlackenstaus sollten Sie besonders in den ersten drei bis fünf Tagen Ihres Abnehmprogramms oder Ihrer Entschlackungskur eine Darmreinigung durchführen. Später, wenn nötig, immer mal wieder.

- Besonders erschwerend wirkt beim Ausscheiden von Schadstoffen die Zufuhr von tierischem Eiweiß, besonders in Form von Fleisch, weshalb es so weit wie möglich gemieden werden sollte, vor allem in der ersten Woche! Auch später sollte Fleisch möglichst selten auf dem Speiseplan stehen. Wegen des potenziellen Anteils an Purinen, Hormonen und Arzneimittelabbauprodukten beim Schwein und Rind beziehungsweise einer Schwermetallbelastung bei Fischen ist auf die Herkunft zu achten.

Zum Entschlacken und Abnehmen empfiehlt es sich grundsätzlich, reines Trinkwasser zu trinken, auch zum Essen. Bevorzugen Sie reines Wasser vor allem deshalb, weil so die Schadstoffe besser ausgeschieden werden können. Zwischen den Mahlzeiten ist das Trinken des Stoffwechseltees empfehlenswert.

REZEPTE ZUM ENTSCHLACKEN

Wochenplan für die 1. Woche

Motto: Es bleibt einem jeden noch immer so viel Kraft, das auszuführen, wovon er überzeugt ist. (Johann Wolfgang v. Goethe)

	Montag	Dienstag	Mittwoch
Vor dem Frühstück	S	S	S
Frühstück	Dinkelfladen und Tee	Dinkelfladen und Tee	Dinkelfladen und Tee
Vormittag	M, W, T	M, W, T	M, W, T
Mittagessen	Getreidebraten mit Sauce	Indischer Reistopf mit Currysauce	Buchweizentopf mit Gemüse
Nachmittag	M, W, T	M, W, T	M, W, T
Vor dem Abendessen	S	S	S
Abendessen	Frühlingssuppe	Basenbrühe mit Weizengrießnockerl	Bärlauchsuppe
nach dem Abendessen	M, B	M	M, B

Basenbad = B; Entschlackungspulver – Mineralstoffe = M; Bewegung, Sport = S; Stoffwechseltee = T; Wasser = W

Donnerstag	Freitag	Samstag	Sonntag
S	S	S	S
Vollkornbrötchen und Tee	Vollkornbröt-chen und Tee	Vollkornbröt-chen und Tee	Dinkelfladen oder Vollkornbrötchen und Tee
M, W, T	M, W, T	M, W, T	M, W, T
Frühlingsrolle mit Zwiebeldip	Reisbraten mit Lauch und Champignons an Tomatensauce	Gemüsegulasch	Rohkostteller, Buddhistische Fastenspeise
M, W, T	M, W, T	M, W, T	M, W, T
S	S	S	S
Brennnesselsuppe	Minestrone	Lauchcreme-suppe	Vollkornbrot
M	M, B	M	M, B

175

Wochenplan für die 2. Woche

Motto: Viele Menschen versäumen das kleine Glück, weil sie auf das große vergeblich warten. (Pearl S. Buck)

	Montag	Dienstag	Mittwoch
Vor dem Frühstück	S	S	S
Frühstück	Warmes Dinkel-müsli	Vollkornbrot und Tee	Dinkelfladen und Tee
Vormittag	M, W, T	M, W, T	M, W, T
Mittagessen	Auberginen in Rahmsauce mit Kartoffelpüree	Kartoffelauflauf mit Käsesauce	Kartoffel-Champignonsuppe und Topfenpalatschinken
Nachmittag	M, W, T	M, W, T	M, W, T
Vor dem Abendessen	S	S	S
Abendessen	Gemüsebrühe mit Kräuterknödeln	Hirsennockerl-suppe oder Chicoree mit Käse überbacken	Hafercremesuppe
nach dem Abendessen	M, B	M	M, B

Basenbad = B; Entschlackungspulver – Mineralstoffe = M; Bewegung,
Sport = S; Stoffwechseltee = T; Wasser = W

Donnerstag	Freitag	Samstag	Sonntag
S	S	S	S
Vollkornbrötchen und Tee	Fischkornmüsli Hafer- und Erdbeermilch	Vollkornbrot und Tee	Milchbrot und Tee
M, W, T	M, W, T	M, W, T	M, W, T
Nudelauflauf mit Gemüse, Käse und Rahmsauce, Schoko-Nuss-Pudding	Karoffelnusskrapfen oder gebratenes Fischfilet mit Karottenrahmgemüse Apfel Crumble	Rohkostteller und Buchweizen-Spinat-Omelett mit Käse-Walnuss-Sauce	Waldsauce mit Serviettenknödel und Rotkraut, Hirsenachtisch
M, W, T	M, W, T	M, W, T	M, W, T
S	S	S	S
Vollkornbrot mit Frischkäse und/ oder Putenschinken und Tee	Gemüsebrühe mit Sojaschnitten	Petersiliencremesuppe	Selleriecremesuppe
M	M, B	M	M, B

Wochenplan für die 3. Woche

Motto: Es gibt keine Leute, die nichts erleben, es gibt nur solche, die nichts davon merken. (Curt Goetz)

	Montag	Dienstag	Mittwoch
Vor dem Frühstück	S	S	S
Frühstück	Grahambröt-chen und Tee	Warmes Dinkelmüsli und Tee	Joghurt-Kleie-Brot und Tee
Vormittag	M, W, T	M, W, T	M, W, T
Mittagessen	Endiviencocktail und Lasagne	Gemüse-schnitzel mit Sauce Orientale, Kabinettpudding mit Bananen-sauermilch	Dinkellaibchen mit buntem Gemüse und Schnitt-lauchsauce
Nachmittag	M, W, T	M, W, T	M, W, T
Vor dem Abendessen	S	S	S
Abendessen	Frühlingskräu-tercremesuppe	Zwiebel-Champignon-schnitte	Avocadocreme-suppe mit Zwiebelbrötchen
nach dem Abendessen	M, B	M	M, B

Basenbad = B; Entschlackungspulver – Mineralstoffe = M; Bewegung,
Sport = S; Stoffwechseltee = T; Wasser = W

Donnerstag	Freitag	Samstag	Sonntag
S	S	S	S
Vollkornbröt-chen und Tee	Warmes Dinkelmüsli und Tee	Joghurt-Kleie-Brot und Tee	Milchbrot und Tee
M, W, T	M, W, T	M, W, T	M, W, T
Sellerie-schnitzel mit Kartoffel-kressesalat, Sanddorn-creme	Blumenkohl überbacken mit Bouillon-kartoffeln, Maisgericht mit Äpfeln	Rohkostteller (Salat vital mit Sauce), Gemüsetarte	Waldorff-Cock-tail, Kohlschnitzel mit Schnittlauchflip und Putenbrust, Apfelkuchen
M, W, T	M, W, T	M, W, T	M, W, T
S	S	S	S
Kartoffelcreme-suppe mit Majoran	Basensuppe mit Grünkernnockerl	Hausbrot, belegt mit Käse und Schinken	Karottencreme-suppe oder Leinsamenbrot mit Knoblauch-butter
M	M, B	M	M, B

Wochenplan für die 4. Woche

Motto: Nicht, was wir beginnen, zählt, sondern was wir vollenden.

	Montag	Dienstag	Mittwoch
Vor dem Frühstück	S	S	S
Frühstück	Warmes Dinkel-müsli und Tee	Joghurt-Kleie-Brot und Tee	Warmes Dinkel-müsli und Tee
Vormittag	M, W, T	M, W, T	M, W, T
Mittagessen	Griechi-scher Cocktail, Gemüseomlett	Linsensuppe, Apfeltopfen-auflauf	Kartoffelgemüse-bratling mit Brokkolicreme
Nachmittag	M, W, T	M, W, T	M, W, T
Vor dem Abendessen	S	S	S
Abendessen	Lauchsuppe mit Käsebrötchen	Frühlings-zwiebelsuppe mit Grünkern	Süße Hirse
nach dem Abendessen	M, B	M	M, B

Basenbad = B; Entschlackungspulver – Mineralstoffe = M; Bewegung,
Sport = S; Stoffwechseltee = T; Wasser = W

Donnerstag	Freitag	Samstag	Sonntag
S	S	S	S
Vollkornbrötchen und Tee	Joghurt-Kleie-Brot und Tee	Warmes Dinkelmüsli und Tee	Grahambrötchen und Tee
M, W, T	M, W, T	M, W, T	M, W, T
Rote-Bete-Rohkost, Brie im Kräutermantel	Hirseauflauf pikant	Pilzsauce mit Majoran und Wildreis, Rote Grütze	Krautroulade mit pikanter Füllung und Tomatensauce, Biskuittorte
M, W, T	M, W, T	M, W, T	M, W, T
S	S	S	S
Zucchinicremesuppe	Currysuppe	Buchweizensuppe	Hausbrot, belegt mit Käse und Schinken
M	M, B	M	M, B

Verwendete Abkürzungen

g = Gramm	cm = Zentimeter
kg = Kilogramm	TL = Teelöffel
l = Liter	EL = Esslöffel

1. WOCHE

Für die erste Woche wurde darauf geachtet, möglichst viele bekömmliche Speisen zusammenzustellen, leichte Kost am Morgen und leicht verdauliche, basische Suppen am Abend.

Ebenso finden Sie leicht verdauliche und bekömmliche Getreidesorten wie Dinkel, Buchweizen und Reis in Ihrem Ernährungsplan. Grundsätzlich können Sie Weizen in allen Zubereitungen durch Dinkel ersetzen, wenn Sie Weizen nicht so gut vertragen.

Montag

Frühstück

Dinkelfladen und Tee

550 g Dinkelmehl
1 TL Sesamsalz (Gomasio)
1 TL Brotgewürz
warmes Wasser nach Bedarf

- Dinkelmehl, Sesamsalz und Brotgewürz vermengen. So viel warmes Wasser dazugeben, dass ein geschmeidiger Teig entsteht. Alle Zutaten fest verkneten und 2 bis 3 Stunden ruhen lassen. Nochmals gut durchkneten, dünn auswalken, in Kreise schneiden. 30 Minuten bei Mittelhitze in einer Pfanne backen (mit wenig Öl). In gut sortierten Reformläden oder Vollwertbäckereien können Sie Dinkelfladen auch kaufen.

Tee: siehe »Stoffwechseltee«

Mittag

Getreidebraten mit Sauce

350 g Weizenschrot

150 g Grünkern

2 Eier

1 Zwiebel, klein geschnitten

2 Zehen Knoblauch, zerdrückt

1 TL Carissa

1 EL Kräuter der Provence

2 Karotten

1 Stange Lauch

200 g Pilze

1 Paprika

250 g Mais

Käsesauce:

¼ l Sauerrahm

Kräutersalz nach Geschmack

1 TL Currypulver

3 EL geriebener Käse

- Karotten, Lauch, Pilze, Paprika und Mais schneiden und knackig dünsten. In einem weiteren Topf Weizenschrot und Grünkern als ganze Körner in die gut gewürzte Gemüsebrühe einrühren, aufkochen, abschalten und einige Stunden quellen lassen. Diese Masse zusammen mit Eiern, Zwiebel, Knoblauchzehen, Carissa und Kräutern der Provence in eine Schüssel geben und gut durchkneten. ¾ der Masse in eine gefettete Auflaufform geben und auseinanderdrücken. In der Mitte mit dem knackig gedünsteten Gemüse belegen. Seitlich die Masse andrücken, mit dem Restteig abdecken und einen Braten formen. Im Rohr bei 180 °C 40 Minuten braten, einige Male mit Gemüsebrühe aufgießen.

info Carissa ist eine sehr bekömmliche Gemüse-Hefe-Brühe in Pulverform. Statt Carissa können Sie auch Cenovis oder Vitam verwenden.

- Zur Herstellung der Käsesauce brauchen Sie die oben angegebenen Zutaten nur miteinander zu verrühren. Vor dem Servieren den heißen Braten mit Käsesauce übergießen.

tipp Am besten bereiten Sie die Getreidemasse schon am Vortag zu, da einige Stunden zum Quellen der Körner eingeplant werden müssen.

Abend

Frühlingssuppe

1 Zwiebel, klein geschnitten
1 l Wasser
1 Karotte, fein gerieben
1 Petersilienwurzel, in Würfel geschnitten
1 Scheibe Sellerie, geschnitten
1 Stange Lauch, in Ringe geschnitten
2 bis 3 EL Dinkel, grob geschrotet
1 bis 2 Gemüsebrühwürfel
1 TL Tamari (Sojasauce)
1 EL kalt gepresstes Öl
Kräuter, fein geschnitten

- Die Zwiebel im Edelstahlkochtopf ohne Fett kurz anrösten. Wasser, Karotte, Petersilie, Sellerie und Lauchstange dazugeben und aufkochen. Dinkelschrot einstreuen und 10 Minuten ziehen lassen. Vor dem Servieren mit Gemüsebrühwürfel, Tamari und Öl würzen. Mit Kräutern nach eigenem Geschmack servieren.

 Tamari ist eine Sojasauce und schmeckt ähnlich wie Maggi.

Dienstag

Frühstück

Dinkelfladen und Tee (am besten Stoffwechseltee)
siehe Montag

Mittag

Indischer Reistopf mit Currysauce
3 Tassen Vollkorn- oder Basmatireis
6 Tassen Wasser
1 EL Öl
1 Gemüsebrühwürfel

- Reis, Wasser, Öl und Gemüsebrühwürfel zusammen kurz aufkochen und dann 40 Minuten auf kleiner Stufe ziehen lassen, in den letzten 10 Minuten ohne Deckel und den Herd ausgeschaltet.

tipp Zu diesem Gericht passen Früchte (Äpfel, Bananen, Ananas, Pfirsiche kleingeschnitten), die Sie nach Geschmack auswählen, kurz mit wenig Butter andünsten und mit 3 EL Kokosflocken bestreuen.

Currysauce:
1 Zwiebel, geschnitten
1 Banane

1 Tasse Wasser
Orangen- und Zitronensaft
1 Prise Thymian, Meersalz, Carissa, Tamari, Muskat
1 TL Currypulver
1 TL Pfeilwurzelmehl (oder Maizena)
Sauerrahm zum Binden, oder Kokosmilch

- Die Zwiebel ohne Fett leicht anbräunen. Banane hinzugeben und mit der Zwiebel dünsten. Wasser aufgießen und 10 Minuten köcheln. Dann mit Orangen- und Zitronensaft, Thymian, Meersalz, Carissa, Tamari, Muskat und Currypulver würzen. Pfeilwurzelmehl einrühren und alles zusammen mixen. Sauerrahm (oder Kokosmilch) einrühren.

Abend

Gemüsebrühe (Basenbrühe) mit Weizengrießnockerl
1 Zwiebel, in Scheiben geschnitten
1 ½ l Wasser
1 Scheibe Sellerie mit Grün
1 Petersilienwurzel mit Grün
2 Karotten, in Scheiben geschnitten
2 Stangen Lauch, in Ringe geschnitten
4 Kartoffeln, in Würfel geschnitten
1 Tomate, in Scheiben geschnitten
Carissa

- Zwiebelscheiben ohne Fett im Edelstahlkochtopf anrösten und mit Wasser aufgießen. Klein geschnittene Sellerie und Petersilienwurzel mit Grün, Karotten, Lauchringe, Kartoffelwürfel, Tomatenscheiben dazugeben, ½ Stunde kochen und abseihen. Die Brühe mit Carissa würzen.

> **tipp** Die Gemüsebrühe lässt sich ganz leicht auch mit fertiger Gemüsebrühe als Pulver oder Würfel bereiten, beispielsweise mit Cenovis oder Carissa.

Weizengrießnockerl:
50 g weiche Butter
1 Ei
100 g Weizengrieß
1 Prise Muskatnuss
Carissa nach Geschmack
1 EL Petersilie, fein geschnitten
Schnittlauch zum Bestreuen

- Die weiche Butter schaumig rühren und Ei sowie Weizengrieß dazugeben. Etwas Muskatnuss dazureiben, Carissa und Petersilie gut unterrühren und 30 Minuten ruhen lassen. Mit einem Teelöffel kleine Nockerl formen und in die kochende Gemüsebrühe einlegen. 30 Minuten köcheln lassen. Mit Schnittlauch bestreuen und servieren.

Mittwoch

Frühstück

Dinkelfladen und Tee (am besten Stoffwechseltee)
siehe Montag

Mittag

Buchweizentopf mit Gemüse
1 Zwiebel, in Scheiben geschnitten
200 g Pilze (Champignons), in Scheiben geschnitten
2 Karotten, in Scheiben ge-
    schnitten
½ Tasse Erbsen
1 Tasse Lauch, in Streifen
    geschnitten
2 Tassen Buchweizen
4 Tassen Wasser
2 Gemüsebrühwürfel
Butterflocken zum Bestreuen
Käsescheiben zum Abdecken
Petersilie, klein geschnitten,
    zum Bestreuen

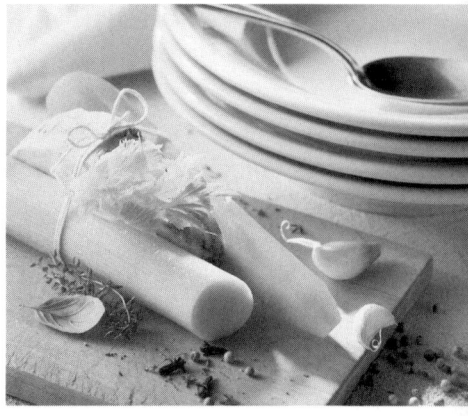

- Zwiebel ohne Fett im Edelstahlkochtopf anrösten, Pilze, Karotten, Erbsen und Lauch dazugeben. Alles 5 Minuten dünsten. Buchweizen, Wasser und Gemüsebrühwürfel dazugeben,
  aufkochen und 25 Minuten zugedeckt ziehen lassen. Nachher

mit Butterflocken bestreuen und mit Käsescheiben abdecken. Nochmals den Deckel daraufgeben, bis der Käse schmilzt. Mit viel Petersilie bestreuen und sofort servieren.

Abend

Bärlauchsuppe

½ l Wasser
1 Knoblauchzehe, zerdrückt
Meersalz
Carissa
1 EL Dinkel, fein gemahlen
ca. ½ l Milch und Schlagsahne
mindestens 2 Handvoll Bärlauch, klein geschnitten

- Wasser mit zerdrückter Knoblauchzehe aufkochen, mit Meersalz und Carissa würzen, Dinkelmehl einrühren, mit Milch und Schlagsahne auf 1 l auffüllen. Bärlauch einstreuen. 5 Minuten mitköcheln und servieren.

tipp Sollte kein Bärlauch zur Verfügung stehen, können Sie dieses Gericht auch gut mit Lauch kochen. Lauch hat jedoch eine längere Garzeit.

Donnerstag

Frühstück

Vollkornbrötchen mit Frischkäse und Tee (am besten Stoffwechseltee)

etwas Frischkäse (beispielsweise Philadelphia)

Vorteig Vollkornbrötchen:
1 kg Weizen, fein gemahlen
30 g Hefe
1 TL Honig (oder Rohrzucker)
3 EL Milch, warm

Hauptteig Vollkornbrötchen:
2 Eier
1 gestrichener TL Meersalz
1 TL Kümmel, gemahlen
1 EL Distelöl
etwa ½ l warme Milch
etwas Butter zum Bestreichen

- Weizenmehl in eine Schüssel geben. In der Mitte eine Vertiefung machen und einen Vorteig vorbereiten. Dazu in einer Tasse Hefe, Honig, warme Milch und 1 EL Mehl verrühren. Diesen Vorteig in die vorbereitete Vertiefung schütten, mit einem Tuch abdecken. In einem warmen Raum 15 bis 20 Minuten gehen lassen.

- Dann Eier, Meersalz, Kümmel, Distelöl dazugeben und mit warmer Milch verrühren. Der Teig soll eher weich sein. Die Teigschüssel zudecken und den Teig gehen lassen, bis er sich verdoppelt hat. Dann kleine Brötchen formen. Diese auf ein mit Papier ausgelegtes Backblech legen und bei 200 °C 20 bis 25 Minuten backen. Noch heiß mit Butter bestreichen.
- 1 kg Mehl ergibt etwa 40 Brötchen. Diese lassen sich gut einfrieren. Selbstverständlich können Sie auch im Reformhaus Vollkornbrötchen für dieses Frühstück kaufen.

tipp Wenn Sie den Teig in einer gefetteten Kastenform ungefähr 40 Minuten backen, bekommen Sie ein herrliches Weizenvollkornbrot.

Tee: siehe »Stoffwechseltee«

Mittag

Gefüllte Frühlingsrolle mit Zwiebeldip
Frühlingsrollenteig:
250 g Quark (Topfen)
200 g Butter (Reform-Diätmargarine)
etwa 250 g Dinkel, sehr fein gemahlen
½ TL Meersalz

Füllung:
200 g Zwiebel, gehobelt
½ Weißkrautkopf, gehobelt
150 g Karotten, fein gestiftelt
1 EL Butter
Carissa
200 g Käsewürfel
1 Ei, geschlagen

Zwiebeldip:
⅛ l Sauermilch
2 bis 3 EL Mayonnaise (fettarm)
1 Zwiebel, fein geschnitten
einige Gewürzgurken, geschnitten

- Quark, Butter, Dinkelmehl und Meersalz vermischen und einen geschmeidigen Teig daraus arbeiten. Den Teig ausrollen, zusammenschlagen und kalt stellen. Diesen Vorgang dreimal wiederholen. Diese Masse ergibt eine große oder vier kleine Rollen. Den Teig auf eine Dicke von ½ cm ausrollen.
- Für die Füllung Zwiebel ohne Fett im Edelstahlkochtopf anrösten. Krauthobel sowie Karottenstifte dazugeben und im eigenen Saft ungefähr 15 Minuten dünsten und dann abtropfen las-

sen. Butter hinzufügen. Mit Carissa würzen. Käsewürfel unter die Füllung mischen. Die Masse wird auf dem Teig verteilt, zu Rollen geformt, auf ein nasses Blech gelegt und mit geschlagenem Ei bestrichen. Nun 30 bis 40 Minuten bei 200 bis 220 °C backen. Heizen Sie Ihren Backofen 10 Minuten vor, damit der Teig blättert. Die Frühlingsrollen mit einem Zwiebeldip servieren (für den Dip die angegebenen Zutaten vermischen).

Abend

Brennnesselsuppe

1 l Wasser
5 große Kartoffeln, in Scheiben geschnitten
1 Zwiebel, geschnitten
1 Stange Lauch, in Scheiben geschnitten
3 Handvoll Brennnesselspitzen
Carissa, 1 EL Schlagsahne

- Wasser aufkochen, Kartoffeln, Zwiebel und Lauch dazugeben und 10 Minuten kochen. Dann die Brennnesselspitzen hineingeben und 3 Minuten ziehen lassen. Mit Carissa würzen. Schlagsahne zum Verfeinern unterrühren, Suppe mit dem Mixstab pürieren und sofort servieren.

tipp Bei diesem Rezept können die Brennnesselspitzen durch Blattspinat ersetzt werden.

Freitag

Frühstück

Vollkornbrötchen und Tee (am besten Stoffwechseltee)
siehe Donnerstag

- Verwenden Sie als Aufstrich Marmelade oder Honig – ganz nach Ihrem Geschmack.

Mittag

**Reisbraten mit Lauch und Champignons
an Tomatensauce**
2 Tassen Reis
4 Tassen Wasser
2 Gemüsebrühwürfel

Füllung:
1 Zwiebel, fein geschnitten
3 Stangen Lauch, fein geschnitten
400 g Champignons, in Scheiben geschnitten
etwas Butter
Carissa
einige Käsewürfel zum Bestreuen

- Reis mit Wasser und Gemüsebrühwürfel dünsten. Die Hälfte der Reismasse in eine gefettete Auflaufform geben und mit Füllung belegen. Dafür Zwiebel, Lauch und Champignons dünsten, mit Butter und Carissa würzen. Diese Füllung auf die Reismasse geben und Käsewürfel daraufstreuen. Die restliche Reismasse darüber verteilen und 40 Minuten bei Mittelhitze (ungefähr 180 °C) backen.

Tomatensauce:

1 Zwiebel, fein geschnitten
1 Karotte, in Ringe geschnitten
1 Stück Petersilienwurzel, fein gewürfelt
1 Stück Sellerie, fein gewürfelt
½ kg reife Tomaten
Meersalz
Carissa
etwas Honig
etwas Schlagsahne

- Zwiebel, Karotte, Petersilienwurzel, Sellerie und Tomaten dünsten. Anschließend die Sauce pürieren und mit Meersalz, Carissa und etwas Honig würzen sowie mit Schlagsahne verfeinern. Die Tomatensauce zum Reisbraten servieren.

Abend

Minestrone

1 Zwiebel, klein geschnitten
1 l Wasser
1 Liebstöckelzweig
2 Kartoffeln, in Würfel geschnitten

2 Karotten, in Scheiben geschnitten
1 Handvoll grüne Bohnen,
   in 2 cm lange Stücke geschnitten
2 Stangen Lauch, fein geschnitten
einige Vollkornnudeln
etwas roher Spinat
einige Brennnesselspitzen
einige Pilze, gedünstet
wenig Olivenöl
Carissa
Meersalz
Kräuter nach Geschmack zum Servieren
eventuell Parmesan

- Die Zwiebel ohne Fett anrösten, mit Wasser aufgießen. Darin Liebstöckel, Kartoffeln, Karottenscheiben, Bohnen, Lauch und Vollkornnudeln 10 Minuten kochen. Rohen Spinat, Brennnesselspitzen und gedünstete Pilze dazugeben und 5 Minuten ziehen lassen. Mit Olivenöl, Carissa und Meersalz würzen. Mit Kräutern bestreuen und servieren. Eventuell Parmesan dazu reichen.

Samstag

Frühstück

Vollkornbrötchen und Tee
(am besten Stoffwechseltee)

siehe Donnerstag

Mittag

Gemüsegulasch

2 Zwiebeln, geschnitten

1 EL Paprikapulver

¼ l Wasser

4 Karotten, in Scheiben geschnitten

1 Petersilienwurzel, geschnitten

¼ Sellerie, klein geschnitten

200 g grüne Bohnen, in 2 cm lange Stücke geschnitten

4 bis 6 Kartoffeln, in Würfel geschnitten

1 Tasse Lauch, geschnitten

1 Tasse grüner Paprika

Knoblauch nach Geschmack

Carissa

Meersalz

Muskat

Majoran

Kümmel

Tomatenmark

viel Petersilienkraut, geschnitten, zum Servieren

- Zwiebeln ohne Fett anrösten. Paprikapulver dazugeben und sofort mit Wasser aufgießen. Darin Karotten, Petersilienwurzel, Sellerie, grüne Bohnen und Kartoffeln dünsten. Dann Lauch und Paprika dazugeben und 5 Minuten ziehen lassen. Mit Knoblauch, Carissa, Meersalz, Muskat, Majoran, Kümmel und Tomatenmark würzen und mit viel geschnittener Petersilie servieren.

Abend

Lauchcremesuppe

1 l Wasser
5 Kartoffeln, in Scheiben
    geschnitten
1 Zwiebel,
    geschnitten
3 Stangen Lauch, in Scheiben
    geschnitten
1 bis 2 Gemüsebrühwürfel
etwas Butter

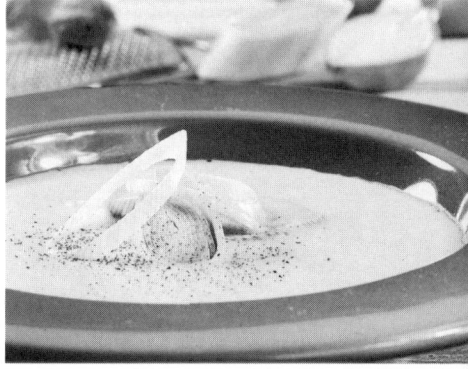

- Behalten Sie einige Lauchringe zum Servieren zurück. Wasser aufkochen, Kartoffeln, Zwiebel und Lauch ins kochende Wasser geben und alles zusammen 10 Minuten kochen. Dann im Mixer pürieren, mit Gemüsebrühwürfel würzen, etwas Butter dazugeben und mit Lauch servieren.

Sonntag

Frühstück

**Dinkelfladen oder Vollkornbrötchen
mit Butter, Frischkäse oder Marmelade
und Stoffwechseltee**
siehe Montag oder Donnerstag

Mittag

**Vorspeise: Kleiner Rohkostteller mit Sand-
dornsauce, Fastenspeise der Buddhisten**
Kleiner Rohkostteller:
etwas grüner Salat
Tomaten, in Spalten geschnitten
Gurken, in Scheiben geschnitten
Paprika, in Streifen geschnitten
Äpfel, in Würfel geschnitten
Zwiebel, in Ringe geschnitten
etwas Kresse
einige Nüsse (Walnüsse)

Sanddornsauce:
1 Becher Joghurt
2 EL Sanddornmus mit Honig
1 TL Senf
1 TL Meerrettich
Saft von ½ Zitrone

1 TL Carissa

etwas Pfeffer

Tamari

1 EL Öl

- Salat, Tomaten, Gurken, Paprika, Äpfel und Zwiebel auf einem Teller anrichten. Mit Kresse und Nüssen belegen. Dazu Sanddornsauce servieren. Dazu die Zutaten gut verrühren.

Hauptspeise: Fastenspeise der Buddhisten

2 Tassen Vollkorn- oder Basmatireis

4 Tassen Wasser

1 Lorbeerblatt

Meersalz nach Geschmack

- Reis mit Wasser und Lorbeerblatt aufkochen und auf kleinster Stufe 40 bis 50 Minuten quellen lassen. Mit Meersalz würzen.

Gemüse:

2 Zwiebeln, klein geschnitten

½ Tasse Wasser

3 Karotten, in Scheiben geschnitten

300 g Champignons in Scheiben

300 g Brokkoli

Tamari

Carissa

1 EL Butter

1 Tasse Sojabohnenkeime

1 Tasse Bambussprossen

1 Tasse grüne Paprika in Scheiben

- Brokkoli separat kochen. In einem weiteren Topf Zwiebeln ohne Fett anrösten und mit Wasser aufgießen. Karotten dazugeben und 3 Minuten dünsten. Champignonscheiben dazugeben und 5 Minuten weitergaren. Nachher den bereits gekochten Brokkoli dazugeben.
- Mit Tamari und Carissa würzen und Butter dazugeben. Sojabohnenkeime, Bambussprossen und Paprika dazugeben und wieder 5 Minuten ziehen lassen. Gemüse mit dem Reis servieren.

tipp Als Nachspeise empfehlen wir Bananencreme aus reifen Bananen, Magerquark, Joghurt und Schlagsahne.

Abend

Vollkornbrot und Tee

Vollkornbrot entweder im Reformhaus erwerben oder selbst backen (siehe Donnerstag, Frühstück)

Frischkäse oder Weichkäse

grüner Paprika

Cocktailtomaten

frische Kresse

Dazu trinken Sie heißen Tee, am besten Stoffwechseltee.

2. WOCHE

Montag

Frühstück

Warmes Dinkelmüsli

½ Tasse oder 100 g Dinkelmehl

1 bis 1 ½ Tassen Wasser

1 EL Ahornsirup

2 EL kaltgepresstes Sonnenblumenöl

1 EL Walnüsse oder Haselnüsse, gerieben

1 EL Sonnenblumenkerne

1 mittlerer bis großer Apfel

1 EL Rosinen, gewaschen

3 EL Sahne

- Dinkelmehl mit dem Wasser zu einem dicken Brei kochen. Bitte gut umrühren, von der Herdplatte nehmen, das Öl einrühren. Nachher alle anderen Zutaten dazugeben und zum Schluss den Apfel hineinreiben. Verfeinert wird das Müsli durch Zugabe der Sahne.

tipp Süßen Sie das Dinkelmüsli ganz nach Ihrem Geschmack und verwenden Sie auch ruhig einen Apfel mehr.

Mittag

Auberginen in Rahmsauce mit Kartoffelpüree

1 Zwiebel, klein geschnitten
3 EL Wasser
800 g Auberginen, in 1 cm
    dicke Scheiben geschnitten
etwas Zitronensaft
Carissa
Crème fraîche zum Verfeinern

- Zwiebel ohne Fett anrösten. Mit Wasser ablöschen. Auberginen dazugeben und 10 Minuten dünsten. Mit Zitrone und Carissa würzen, mit Crème fraîche verfeinern.

Kartoffelpüree:
700 g mehlig kochende Kartoffeln
1 ½ bis 2 Tassen heiße Milch
etwas Muskat
Carissa
Butter nach Bedarf

- Kartoffeln schälen, kochen und pürieren. Mit heißer Milch abschlagen, mit etwas Muskat und Carissa würzen. Zum Schluss Butter nach Bedarf einrühren und bei Bedarf mit Milch weiter verdünnen, bis das Püree die richtige Konsistenz hat.

Abend

Gemüsebrühe mit Kräuterknödeln
Gemüsebrühe:
siehe 1. Woche, Dienstag

Kräuterknödel:
300 g Knödelbrot
  (trockene Brötchen in etwa
  1 cm große Würfel geschnitten)
1 Tasse Weizenkleie
3 EL Weizen, gemahlen
2 EL Zwiebeln, fein gehackt
Kräuter (tiefgekühlte Kräutermischung)
1 TL Carissa
1 TL Tamari
Muskatnuss nach Geschmack
2 Eier
etwas warme Milch

- Knödelbrot, Weizenkleie, Weizenmehl, Zwiebel, Kräutermischung, Carissa, Tamari, Muskatnuss und Eier in eine Schüssel geben und mit warmer Milch einen Teig zubereiten. Kleine Knödel formen und in der Gemüsebrühe 10 bis 15 Minuten kochen.

Dienstag

Frühstück

Vollkornbrot mit Magerkäse und Tee

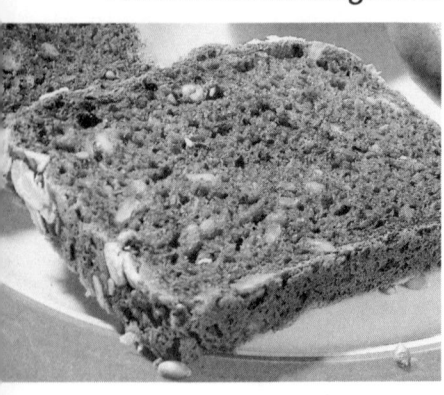

Vollkornbrot (selbst gebacken, siehe 1. Woche, Donnerstag oder aus dem Reformhaus)
wenig Butter
etwas Magerkäse
eventuell 1 frische grüne Paprika
frische Gartenkräuter wie Schnittlauch, Kresse oder Petersilie

● Das Vollkornbrot mit Butter und Magerkäse belegen. Dazu essen Sie frischen grünen Paprika, aber nur, wenn Sie Paprika mögen. Wir empfehlen Ihnen frische Gartenkräuter, auf ein Butterbrot gestreut. Dazu wird der Stoffwechseltee getrunken.

Mittag

Kartoffelauflauf mit Käsesauce

1 kg Kartoffeln
250 g Spinatblätter
200 g Brennnesselspitzen
etwas Butter
1 Knoblauchzehe, zerdrückt

Muskat
Carissa

- Kartoffeln kochen. Dann erst schälen und in ½ cm dicke Scheiben schneiden. Diese in eine dünn eingefettete Form geben. Immer eine Lage Kartoffeln und eine Lage gedünsteter Spinat und Brennnessel mit Butter, Knoblauch, Muskat und Carissa gewürzt abwechseln. Den Kartoffelauflauf bei 180 °C 15 Minuten backen, dann die Käsesauce darübergeben und den Auflauf weitere 10 Minuten überbacken.

tipp Wer keinen Spinat mag, kann auch frische Salbeiblätter aus dem Garten verwenden.

Käsesauce:
2 EL Weizen, fein gemahlen
½ l kaltes Wasser
1 Lorbeerblatt
Carissa
Muskat
1 TL Tamari
etwas Butter
¼ l Sauerrahm
⅛ l Sahne
2 Eigelb
250 g Käsewürfel

- Weizenmehl ohne Fett anrösten und mit Wasser aufgießen. Lorbeerblatt hinzugeben. Mit Carissa, Muskat, Tamari und Butter würzen. Die Herdplatte abschalten und Sauerrahm, Sahne und Eigelb unterrühren. Zum Schluss Käsewürfel einrühren. Das Lorbeerblatt wieder entfernen.

Abend

Hirsenockerlsuppe oder überbackener Chicorée mit Sauce Tatare

Hirsenockerl:

2 Eier

Carissa

1 EL Milch

Hirsemehl nach Bedarf

Kräuter, fein geschnitten

1 ½ l Gemüsebrühe

- Eier schlagen, mit Carissa würzen und mit Milch, Hirsemehl sowie Kräutern zu einem nicht zu festen Teig rühren. 30 Minuten ruhen lassen. In die kochende Gemüsebrühe die Hirsenockerl mit einem Teighobel hineinreiben.

Überbackener Chicorée:

4 Chicorée

1 Tasse Wasser mit wenig Essig und 1 Prise Salz

100 g Käse

bei Fleischhunger: 100 g Schinken, in Streifen geschnitten

1 EL Mehl zum Panieren
1 Ei zum Panieren
1 EL Semmelbrösel zum Panieren
2 EL Olivenöl

- Während die Hirsenockerl ruhen, vom geputzten Chicorée den bitteren Kegel unten herausschneiden. Den ganzen Chicorée kurz in Essig-Salzwasser dünsten, abtropfen lassen, halbieren und mit Käse, eventuell auch mit Schinkenstreifen belegen. Die so vorbereiteten Chicoréehälften in Mehl, Eier und Semmelbröseln wenden und in Olivenöl backen.

Petersilienkartoffeln:
8 mittelgroße Kartoffeln
1 TL Meersalz
2 EL frische Petersilie, klein geschnitten
2 EL Butter

- Kartoffeln in Salzwasser kochen, schälen, mit Petersilie bestreuen und in Butter schwenken.

Sauce Tartare:
⅛ l Majonnaise (mit möglichst wenig Fett)
¼ l Sauerrahm
Carissa
etwas Salz
1 TL kaltgepresstes Sonnenblumenöl
Schnittlauch, klein geschnitten

- Majonnaise mit Sauerrahm glatt rühren, mit Carissa, etwas Salz und Sonnenblumenöl würzen. Schnittlauch vor dem Servieren darüberstreuen.
- Sauce Tartare gibt es auch im Reformhaus.

tipp Zerreiben Sie ein paar Pfefferminzblätter mit den Fingern und geben Sie dieses Pulver zur Sauce Tartare.

Mittwoch

Frühstück

**Dinkelfladen und Tee
(am besten Stoffwechseltee)**
siehe Woche 1, Montag

Mittag

**Kartoffel-Champignon-Suppe und
Topfenpalatschinken**
Suppe:
1 Zwiebel, fein geschnitten
200 g Champignons, geschnitten
wenig Carissa
3 Kartoffeln, klein gewürfelt
1 l Wasser
etwas Butter
Majoran
2 EL Lauchringe, fein geschnitten

- Zwiebel ohne Fett kurz anrösten, geschnittene Champignons dazugeben. Mit wenig Carissa würzen und 2 Minuten dünsten. Nachher Kartoffelwürfel dazugeben, mit Wasser aufgießen und 10 Minuten leicht kochen. Mit Butter, Carissa, Majoran und Lauch würzen.

Topfenpalatschinken:

½ l Milch

2 bis 3 Eier

1 Prise Meersalz

nach Bedarf Dinkelmehl, fein gemahlen

etwas Butter

- Milch mit Eiern und etwas Meersalz kräftig rühren. So viel Dinkelmehl dazurühren, dass die Masse weiterhin flüssig ist. 30 Minuten ruhen lassen. In einer heißen Pfanne mit wenig Butter dünne Palatschinken ausbacken und füllen.

Topfenfüllung:

100 g Butter

3 EL Honig

1 Vanillestange

½ kg Topfen (Quark)

2 Eigelb

Milch zum Überbacken:

¼ l Schlagsahne

½ Tasse Milch

1 EL Ahornsirup

- Butter mit Honig und geschnittener Vanillestange schaumig rühren, Topfen und Eigelb dazugeben. Die Palatschinken mit Topfenmischung füllen. Zum Überbacken Milch, Schlagsahne und Ahornsirup gut verrühren. Die mit Topfen gefüllten Palatschinken in eine Auflaufform geben, mit der Sahnemilchmischung übergießen und 15 Minuten überbacken.

info Vanillestangen verwenden Sie so: Der Länge nach aufschneiden und die Vanillemasse mit der Messerspitze herauskratzen.

Abend

Hafercremesuppe

4 EL Hafer, fein gemahlen, oder feine Haferflocken
1 l Wasser
1 Knoblauchzehe, zerdrückt
Carissa
1 EL Sauerrahm
Petersilie

- Hafermehl oder -flocken ohne Fett kurz anrösten, mit Wasser aufgießen und aufkochen. Mit Knoblauch, Carissa, Sauerrahm und viel Petersilie würzen.

Donnerstag

Frühstück

Vollkornbrötchen mit Butter und Marmelade und Stoffwechseltee

siehe 1. Woche, Donnerstag

Mittag

Nudelauflauf mit Gemüse, Käse und Rahmsauce, Schoko-Nuss-Pudding

1 Tasse Sojaspiral- oder helle Dinkelspiralnudeln

½ l Wasser

1 EL Öl

Carissa

1 Zwiebel, klein geschnitten

4 Karotten, in Scheiben geschnitten

2 Paprika, in Streifen geschnitten

100 g Käse (Gouda)

2 Tomaten, in Scheiben geschnitten

Rahmsauce:

¼ l Sauerrahm

2 Eigelb

100 g grob gehackte Nüsse

1 TL Carissa

- Sojaspiral- oder helle Dinkelspiralnudeln mit wenig Wasser, Öl und Carissa aufkochen und 7 Minuten ziehen lassen. Die Zwiebel ohne Fett anrösten. Karottenscheiben dazugeben und 3 Minuten dünsten. Paprikascheiben daruntermischen. Nudeln und Gemüse abwechselnd in eine gefettete Auflaufform schichten. Obenauf eine Lage Käse und darüber ein paar Tomatenscheiben verteilen.

- Die Rahmsauce vorbereiten, indem Sie alle Zutaten dafür gut vermischen. Rahmsauce über die Nudelmasse gießen und 20 Minuten bei Mittelhitze (180 °C) backen. Mit grünem Salat servieren.

tipp Wenn es schnell gehen soll, können Sie auch Puddingpulver aus dem Reformhaus verwenden.

Schoko-Nuss-Pudding:
¾ l Milch
2 EL Honig
2 EL Ahornsirup
2 EL Haselnussmus
2 EL gehackte Nüsse
2 EL Ovomaltine
1 TL Agar-Agar
etwas Schlagsahne
Früchte zum Verzieren

- Milch erhitzen, Honig, Ahornsirup, Haselnussmus, gehackte Nüsse, Ovomaltine und Agar-Agar einrühren und aufkochen. Das Ganze in ausgespülte (Pudding-)Formen gießen und erkalten lassen. Mit Schlagsahne und Früchten verziert servieren.

Abend

Vollkornbrot mit Butter oder Frischkäse und/oder Putenschinken und Tee (am besten Stoffwechseltee)

siehe 1. Woche, Donnerstag

Freitag

Frühstück

Hafer-Frischkornmüsli und Erdbeermilch

1 Tasse Hafer, gemahlen
etwa 1 ½ Tassen Wasser
etwas Ahornsirup
etwas Sesam
1 oder 2 Äpfel, geschnitten
Schlagsahne nach Geschmack

- Hafermehl mit Wasser nach Bedarf zu einem nicht zu festen Brei anrühren, 30 Minuten quellen lassen. Mit Ahornsirup süßen, etwas Sesam dazugeben. Apfelstücke und Schlagsahne dazugeben.

Erdbeermilch:
200 g Erdbeeren
1 l Butter- oder Sauermilch

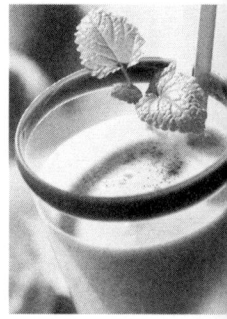

- Erdbeeren mit Butter- oder Sauermilch mixen. Die Erdbeermilch wird zum Müsli getrunken.

tipp Wer ein kaltes Getränk am Morgen nicht mag oder nicht verträgt, trinkt Stoffwechseltee.

Mittag

Kartoffel-Nuss-Krapfen oder gebratenes Fischfilet mit Karottenrahm-Gemüse, Apfel Crumble

Kartoffel-Nuss-Krapfen:

750 g mehlig kochende Kartoffeln

1 EL Butter

3 bis 4 EL Dinkel, fein gemahlen

2 Eier

Kräutersalz

1 Prise Muskatnuss, gemahlen

Knoblauchpulver

Koriander

Majoran

1 Zwiebel, fein geschnitten

2 EL Sellerie, gerieben

100 g Hasel- oder Walnüsse, gehackt

wenig Öl

- Kartoffeln kochen, dann erst schälen und noch heiß durch die Kartoffelpresse drücken. Butter, Dinkelmehl, Eier dazugeben und mit Kräutersalz, Muskat, Knoblauchpulver, Koriander und Majoran würzen. Zwiebel, geriebene Sellerie und Hasel- oder Walnüsse dazugeben. Alles zusammen mischen, Laibchen formen, in wenig Öl braten oder grillen.

Gebratenes Fischfilet:

700 bis 800 g Fischfilet

Saft von 1 Zitrone

Dinkelvollkornmehl zum Panieren

2 EL Butter

etwas Meersalz

etwas Pfeffer

- Fischfilets heiß waschen und mit Küchenpapier abtupfen, mit Zitronensaft beträufeln, in Dinkelvollkornmehl wenden, langsam in der Pfanne mit Butter braten. Die Filets werden während des Bratens gesalzen und eventuell leicht gepfeffert.

tipp Besonders bekömmlich sind Filets vom Victoriabarsch, Heilbutt oder Zander. Es können aber auch Schollenfilets genommen werden.

Karottenrahm-Gemüse:

1 Zwiebel, klein geschnitten

1 Tasse Wasser

500 g Karotten, klein geschnitten

1 EL Dinkel, fein gemahlen

1 Tasse Brennnesselspitzen oder Spinat

Carissa

Petersilie nach Bedarf

etwas Sahne

- Zwiebel ohne Fett anrösten. Mit Wasser aufgießen und Karottenscheiben dazugeben. 5 Minuten dünsten. Mit Dinkelmehl binden. Brennnesselspitzen oder Spinat dazugeben. Mit Carissa, Petersilie und Sahne verfeinern.

tipp Wird Fisch serviert, können auch Petersilienkartoffeln gereicht werden.

Apfel Crumble:

150 g Butter

150 g Birnex (auch Ahornsirup oder Agavensirup)

1 Prise Meersalz

300 g Weizen oder Dinkel, grob geschrotet

1 kg Äpfel, klein geschnitten

- Aus Butter, Birnex, Meersalz und Weizen- oder Dinkelschrot einen Bröselteig kneten. Apfelstücke in eine gut gefettete Form geben. Den Bröselteig darübergeben und 40 bis 50 Minuten bei 200 °C backen.

tipp Verwenden Sie Früchte der Saison, also auch Aprikosen oder Pflaumen.

Abend

Gemüsebrühe mit Sojaschnitten

Gemüsebrühe siehe 1. Woche, Dienstag

Sojaschnitten:
3 EL Sojagranulat (aus dem Reformhaus)
1 Tasse heiße Gemüsebrühe
2 Eier
Petersilie, klein geschnitten
1 Zwiebel, klein geschnitten
Carissa nach Geschmack
kleine Scheiben Weizenvollkornbrot
wenig Öl

- Sojagranulat mit heißer Gemüsebrühe übergießen und 1 Stunde quellen lassen. Dann mit Eiern, Petersilie, Zwiebel und Carissa nach Geschmack verrühren. Diese Masse auf kleine Scheiben Weizenvollkornbrot streichen und im Backofen toasten oder in wenig Öl backen. Die Schnitten werden sofort in die erhitzte Gemüsebrühe eingelegt und serviert.

Samstag

Frühstück

Vollkornbrot mit Belag

Vollkornbrot siehe 1. Woche, Donnerstag, oder Reformhaus

- Belag nach Wunsch und Stoffwechseltee

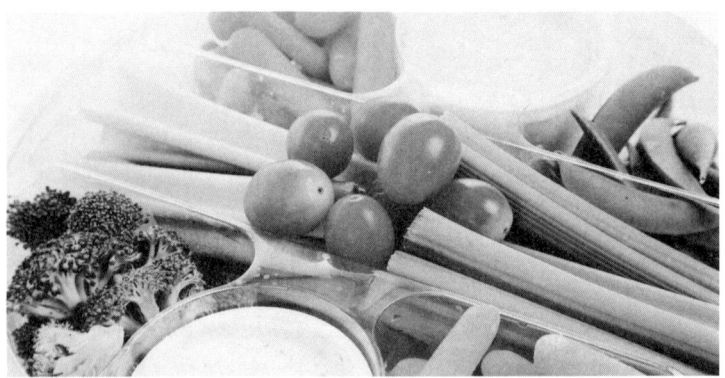

Mittag

Rohkostteller und Buchweizen-Spinat-Omelette mit Käse-Walnuss-Sauce

Rohkostteller:

200 g Vollkornnudeln

wenig Salz

2 Karotten, fein geschnitten

1 Tasse Maiskörner

1 Tasse Erbsen
3 Tomaten, in Spalten geschnitten
1 grüner Salatkopf

● Vollkornnudeln mit wenig Salz al dente kochen und abkühlen lassen. Karotten, Maiskörner, Erbsen und Tomatenspalten dazugeben und auf grünem Salat mit milder Salatsauce servieren.

Salatsauce:
¼ l Sauermilch
3 bis 4 EL Mayonnaise
Carissa
wenig Salz

● Sauermilch mit Mayonnaise gut verrühren, würzen nach Geschmack mit Carissa und wenig Salz.

Buchweizen-Spinat-Omelette:
120 g Dinkel, fein gemahlen
120 g Buchweizen, fein gemahlen
3 Eier
½ TL Meersalz
etwas Muskat
etwa ¼ l Milch
200 g Spinat, grob geschnitten
50 g Brennnesselspitzen, grob geschnitten
2 Blätter Salbei, grob geschnitten

- Dinkel- und Buchweizenmehl, Eigelb, Meersalz, Muskat und Milch gut verrühren. Dann Schnee von 3 Eiweiß, Spinat, Brennnesselspitzen sowie Salbei dazugeben und köstliche Omeletts backen.

Käse-Walnuss-Sauce:
¼ l Carissa-Brühe (= ¼ l Wasser mit
   1 ¼ bis 1 ½ TL Carissa, je nach Geschmack)
1 EL Dinkel, fein gemahlen
1 Becher Sauerrahm
200 g Bergkäse, gerieben
150 g Walnüsse, gehackt

- Carissa-Brühe mit Dinkelmehl aufkochen, Herdplatte abschalten. Sauerrahm dazu. Bergkäse und Walnüsse einrühren und zu den Omeletts servieren.

Abend

Petersiliencremesuppe
1 Zwiebel, fein geschnitten
1 l Wasser
2 Petersilienwurzeln, geschnitten
2 Kartoffeln, in Scheiben geschnitten
frische Petersilie, geschnitten
Carissa nach Geschmack
1 Prise Meersalz
3 EL Schlagsahne

tipp Wenn Sie kein Freund von Petersilie sind, lässt sich die Suppe leicht abwandeln. Die Petersilie kann durch (fast) jedes andere Gemüse ersetzt werden, beispielsweise Pilze.

- Zwiebel ohne Fett anrösten. Mit Wasser aufgießen. Petersilienwurzeln und Kartoffelscheiben dazugeben und 15 Minuten kochen. Mit viel geschnittenem frischen Petersiliengrün, Carissa nach Geschmack, Meersalz und Schlagsahne würzen und alles zusammen mixen.

Sonntag

Frühstück

Milchbrot und Tee (am besten Stoffwechseltee)

1 kg Dinkel, fein gemahlen

1 Prise Salz

300 g Rosinen

300 g erwärmte Butter

250 g Honig

2 Eigelb

2 Eier

40 g Trockenhefe

Schale von einer ungespritzten Zitrone,
    gerieben

1 Vanillestange, entmarkt

½ l warme Milch

1 Eiweiß, geschlagen zum Bestreichen

2 Tassen Walnüsse, grob gehackt

- Dinkelmehl in eine Schüssel geben. Salz, Rosinen, Butter sowie Honig dazugeben. Dann der Reihe nach Eigelb, Eier, Trockenhefe, geriebene Zitronenschale und Vanille hinzufügen, mit warmer Milch verrühren. Den Teig rühren, bis sich Blasen

tipp Wenn Sie mal keine Lust zum Backen haben: Milchbrot bekommen Sie auch in Ihrem Reformhaus.

bilden. Einen Zopf flechten, an einer warmen Stelle gehen lassen, mit steifem Eiweiß bestreichen und 45 Minuten bei Mittelhitze backen. Man kann in diesen Teig Walnüsse geben.

Mittag

Waldsauce mit Serviettenknödel und Rotkraut, Hirsenachtisch mit Fruchtsauce

Waldsauce:

½ l Wasser

2 EL Apfelessig

1 Karotte

1 Petersilienwurzel mit Grün

1 Scheibe Sellerie

2 Zwiebeln

2 Stangen Lauch (alles fein geschnitten)

1 Lorbeerblatt

5 bis 7 Wacholderbeeren

5 bis 7 Pfefferkörner

1 EL Preiselbeermarmelade

etwas Zitronensaft

1 Prise Meersalz

etwas Thymian

2 EL Weizenmehl

- Wasser mit Apfelessig aufkochen, dann das fein geschnittene Gemüse dazugeben und 20 Minuten kochen. Dabei in einem Leinensäckchen Lorbeerblatt, Wacholderbeeren und Pfefferkörner mitkochen. Nach dem Kochen das Leinensäckchen entfernen und den Gemüsesud pürieren. Mit Preiselbeermarmelade, Zitronensaft, Meersalz und Thymian würzen. Weizenmehl einrühren und alles noch einmal aufkochen.

Serviettenknödel:
500 g Vollkornknödelbrot
Muskatnuss
Carissa
2 bis 3 Eier
½ l heiße Milch
Servietten

● Vollkornknödelbrot mit Muskat und Carissa würzen. Zusammen mit den Eiern und heißer Milch einen Knödelteig zubereiten. Diesen Teig in eine Stoffserviette füllen, an beiden Enden gut zubinden und in Wasser kochen, bis die Masse gar ist.

Rotkraut:
1 Zwiebel, geschnitten
1 EL Birnex, 2 Äpfel, gehobelt
1 kleiner Kopf Rotkraut, fein geschnitten
1 Tasse Wasser
½ TL Kümmel, gemahlen
etwas Butter
1 Prise Meersalz
etwas Carissa
etwas Zitronensaft

- Zwiebel ohne Fett anrösten. Birnex und gehobelte Äpfel dazugeben. 2 Minuten dünsten. Fein geschnittenes Rotkraut, Wasser und Kümmel dazugeben und etwa 20 Minuten weich dünsten. Mit Butter, Meersalz, etwas Carissa und Zitronensaft abschmecken.

Hirsenachtisch mit Fruchtsauce:
150 g Hirse, heiß gewaschen
½ l Wasser-Milch-Gemisch
etwas Schlagsahne
Kürbiskerne zum Verzieren

- Hirse in kochendes Wasser-Milch-Gemisch einstreuen, aufkochen und 30 Minuten zugedeckt quellen lassen. In Glasschalen verteilen, mit Fruchtsauce übergießen und mit Schlagsahne und Kürbiskernen verzieren.

info Birnex ist ein Birnendicksaft. Sie können auch andere Dicksäfte verwenden.

Fruchtsauce:
2 Äpfel, gerieben
Saft von 3 Orangen
2 Bananen, zerdrückt
Ahornsirup

- Geriebene Äpfel mit Orangensaft vermischen, zerdrückte Bananen unterrühren und mit Ahornsirup abschmecken.

Abend

Selleriecremesuppe
1 Zwiebel
1 l Wasser
1 Sellerie, in Scheiben geschnitten
3 Kartoffeln, in Scheiben geschnitten
Carissa
Meersalz
Schlagsahne zum Verfeinern

- Zwiebel ohne Fett anrösten. Mit Wasser aufgießen. Sellerie- und Kartoffelscheiben dazugeben, 20 Minuten kochen und nachher mixen. Mit Carissa und Meersalz würzen und Schlagsahne zum Verfeinern einsetzen.

3. WOCHE

Montag

Frühstück

Grahambrötchen und Tee (am besten Stoffwechseltee)

450 g Dinkel, fein gemahlen

100 g Haferflocken, 1 Päckchen Trockenhefe

½ l Mineralwasser oder Molke

1 TL Meersalz

• Dinkelmehl, Haferflocken, Trockenhefe, Mineralwasser oder Molke und Meersalz mischen und gut kneten. Den Teig zugedeckt an einem warmen Ort ruhen lassen, bis er sich verdoppelt hat. Nochmals kneten und eine Rolle formen, in 20 Schnitten teilen, aus jeder Schnitte ein Brötchen formen und wieder gehen lassen. Im vorgeheizten Backofen 25 bis 30 Minuten bei Mittelhitze backen. Grahambrötchen können Sie natürlich auch im Reformhaus besorgen.

tipp Stellen Sie während des Backens eine kleine Schale mit Wasser in das Rohr. So werden die Brötchen nicht zu trocken.

Tee: siehe »Stoffwechseltee«

Mittag

Endiviencocktail und Lasagne

Endiviencocktail:

150 g Endiviensalat, fein geschnitten

2 Orangen, enthäutet, in halbierte Spalten geschnitten

2 EL Sonnenblumenkerne

- Endivien und Orangenspalten vermischen. Sonnenblumen- kerne und Salatsauce darüber verteilen.

Salatsauce:

⅛ l Schlagsahne

Saft von ½ Zitrone

Carissa nach Geschmack

2 EL Ahornsirup

- Alle Zutaten gut verrühren.

Lasagne:

1 Packung Lasagneblätter (vorgekocht)

Tomatensauce:

1 Zwiebel, klein geschnitten

3 Karotten, länglich geschnitten

1 Tasse Gemüsebrühe

4 Stangen Lauch, in Ringe geschnitten

3 Paprika, geschnitten

1 Knoblauchzehe, zerdrückt
Muskat
etwas Curry
Kräutersalz
Oregano
etwa ¾ l passierte Tomaten

- Zwiebel ohne Fett anrösten. Karottenschnitzel und Gemüsebrühe hinzugeben und leicht dünsten. Lauch und Paprika da-
zufügen und weiterdünsten. Mit Knoblauch, Muskat, ein wenig
Curry, Kräutersalz und Oregano würzen. Passierte Tomaten
dazugeben.

tipp Statt der Gemüsefüllung kann auch eine Fleischra-
goutfüllung verwendet werden.

Béchamelsauce:
2 EL Dinkelmehl
1 l Milch
200 g Käsewürfel (zum Beispiel Pizzakäse)

- Dinkelmehl ohne Fett anrösten. Mit Milch aufgießen, aufkochen und Käsewürfel daruntermischen.
- Den Boden einer gefetteten Auflaufform mit etwas Becha-
melsauce bedecken. Darauf eine Schicht Lasagneblätter legen.
Dann folgt eine Schicht Tomatensauce mit Gemüse, wieder La-

sagneblätter, Béchamelsauce, Gemüse und so weiter. Auf die oberste Schicht aus Lasagneblättern, die mit Béchamelsauce abgedeckt wird, werden Butterflocken verteilt. Bei 200 °C im Backrohr 30 bis 45 Minuten backen.

Abend

Frühlingskräutercremesuppe

1 Zwiebel, klein geschnitten

1 l Wasser

4 Kartoffeln, in Scheiben geschnitten

etwas Kümmel

1 Lorbeerblatt

Meersalz

Carissa

$\frac{1}{8}$ l Schlagsahne

3 EL Kräuter, fein gewiegt

    (Brennnessel, Löwenzahn, Schafgarbe,

    Sauerampfer, Gänseblümchen

    und Schnittlauch)

- Zwiebel ohne Fett anrösten, mit Wasser aufgießen, Kartoffelscheiben dazugeben, mit etwas Kümmel und dem Lorbeerblatt 15 Minuten kochen. Dann das Lorbeerblatt entfernen, die Suppe pürieren. Meersalz, Carissa und Schlagsahne zum Abschmecken verwenden. Die Kräuter kurz vor dem Servieren daruntergeben.

Dienstag

Frühstück

Warmes Dinkelmüsli und Tee
(am besten Stoffwechseltee)

Siehe 2. Woche, Montag

Mittag

Gemüseschnitzel mit Sauce Orientale,
Kabinettpudding mit Bananensauermilch

Gemüseschnitzel:

2 Tassen Milch

3 Eier

Kräutersalz

Muskat

Tamari

Carissa

1 bis 2 Tassen Dinkelmehl

verschiedene Gemüse der Jahreszeit
   (Karotten, Zwiebel, Kraut,
   grüne Bohnen, Blumenkohl, Lauch,
   Spinat, Paprika, Brokkoli, Mais),
   geschnitten

Kräuter der Saison

wenig Fett

- Milch, Eier, Kräutersalz, Muskat, Tamari und Carissa gut ver-
  rühren. Dinkelmehl dazugeben und 30 Minuten ruhen lassen.
  Gemüse noch knackig gedünstet und abgetropft hineingeben.
  Lauch, Spinat, Paprika und Kräuter immer roh dazugeben. Das
  Gemüse locker unter die Teigmasse heben und in der Pfanne
  handtellergroße Schnitzel mit wenig Fett backen.

tipp   Im Winter verwenden Sie eine Kräutermischung aus
der Tiefkühltruhe.

Sauce Orientale:

1 kleine Zwiebel, klein geschnitten

2 EL Petersilie, klein gehackt

1 Knoblauchzehe, gepresst

1 TL Kräutersalz

2 TL Zitronensaft

1 TL süßer Senf

1 TL Carissa

1 Prise Muskat

1 Prise Curry

1 TL Tomatenketchup

1 TL Salatgewürz

½ TL Tamari

0,2 l Schlagsahne

- Alle Zutaten mixen, bis die Sauce cremig wird.

Kabinettpudding:

5 altbackene Brötchen
   (oder die gleiche Menge in Würfel
   geschnittenes Biskuit)
¼ l warme Milch
2 Packungen Vanillezucker
4 Eier
100 g Honig
1 Prise Zimt
3 Äpfel, geschnitten
70 g Rosinen
70 g Haselnüsse

- Altbackene Brötchen oder Biskuitwürfel mit warmer Milch, Vanillezucker, Eiern, Honig und Zimt übergießen. Mit Apfelschnitten, Rosinen und Haselnüssen abwechselnd in eine (Rehrücken-)Form drücken und 30 bis 40 Minuten bei 180 °C backen. In Schnitten schneiden und mit Bananensauermilch servieren.

Bananensauermilch:

1 l Sauer- oder Buttermilch
4 Bananen
1 Prise Zimt

- Die Zutaten gut mixen.

Abend

Zwiebel-Champignonschnitte

150 g Butter

150 g Quark (Topfen)

200 g Dinkel, fein gemahlen

1 Ei

1 Prise Meersalz

700 g Zwiebeln, klein geschnitten

500 g Champignons, in dünne Scheiben geschnitten

150 g Käse, gewürfelt

Petersilie zum Bestreuen

Carissa

- Butter, Quark, Dinkelmehl, Ei und Meersalz zu einem schnellen Blätterteig verrühren. Die Teigmasse ½ Stunde kalt stellen. Dann auswalken, bis der Teig etwa ½ cm hoch ist, und auf ein nasses Blech geben oder in eine nasse Backform. 15 Minuten vorbacken. In der Zwischenzeit die Zwiebeln ohne Fett anrösten, Champignons dazugeben und mit Carissa gewürzt dünsten. Gut abgetropft auf den Teig geben und alles zusammen weitere 20 Minuten backen. Zum Schluss Käsewürfel über die Masse geben, nochmals mit Carissa und Petersilie würzen und backen, bis der Käse zerlaufen ist.

Mittwoch

Frühstück

Joghurt-Kleie-Brot mit Auflage nach Wahl und Tee (am besten Stoffwechseltee)

500 g Dinkel, fein gemahlen

1 Tasse Kleie

¼ l warme Milch

1 Becher Joghurt

2 EL Distelöl

1 Ei

1 TL Meersalz

1 Päckchen Trockenhefe

- Alle Zutaten zusammen in eine Schüssel geben und mit dem Mixer fest kneten. Den Teig in eine gefettete Kastenform geben, abdecken und gehen lassen. 40 Minuten bei Mittelhitze backen.

tipp Kleie braucht eine Menge Flüssigkeit zum Quellen, daher viel Tee dazu trinken!

Mittag

Dinkellaibchen mit buntem Gemüse und Schnittlauchsauce

300 g Dinkelschrot
100 g Dinkel, ganz
0,6 l Hefebrühe
2 Eier
1 Zwiebel, klein geschnitten
2 Knoblauchzehen, zerdrückt
1 TL Carissa
1 TL Kräutermischung
wenig Öl

- Dinkelschrot und Dinkel in kochende Hefebrühe einrühren, aufkochen, zudecken und Herdplatte sofort abschalten. 1 bis 2 Stunden quellen lassen. Dann mit Eiern, Zwiebel, Knoblauch, Carissa und Kräutermischung gut durchkneten, kleine Laibchen formen und in wenig Öl braten.

Buntes Gemüse:
250 g Karotten, in Scheiben geschnitten
Carissa
300 g Lauch, in Ringe geschnitten
300 g Blumenkohl
Butter

- Karottenscheiben knackig, Lauchringe zart, Blumenkohlrös-chen leicht dünsten. Mit Carissa und Butterflocken würzen.

Schnittlauchsauce:
1 Zwiebel, klein geschnitten
¼ l Hefebrühe (Carissa mit Wasser)
2 Kartoffeln, in Scheiben
1 EL Butter
1 EL Sauerrahm
Muskat
Carissa
1 Bund Schnittlauch

- Zwiebel ohne Fett anrösten. Mit Hefebrühe aufgießen. Kar-toffelscheiben dazugeben und 10 Minuten kochen. Mit Butter, Sauerrahm, Muskat und Carissa würzen und alles mixen. Mit viel klein geschnittenem Schnittlauch servieren.

info Vieles können Sie natürlich auch fertig kaufen. Dazu gehören die Puddings, Brötchen oder auch Saucen, etwa die Schnittlauchsauce.

Abend

Avocadocremesuppe mit Zwiebelbrötchen

Avocadocremesuppe:

1 Zwiebel, klein geschnitten

1 l Wasser

4 Kartoffeln, in Scheiben

2 bis 3 Avocado, geschält und entsteint

Carissa

Zitrone

Pfeffer

2 EL Schlagsahne

• Zwiebel ohne Fett anrösten und mit Wasser aufgießen. Kartoffelscheiben dazugeben und 15 Minuten kochen. Avocado hineingeben. Alles mixen und mit Carissa, Zitrone, Pfeffer und Schlagsahne verfeinern.

Zwiebelbrötchen:

400 g Weizen, fein gemahlen

100 g Roggen, fein gemahlen

1 Päckchen Trockenhefe

1 Ei

1 TL Meersalz

1 TL Kümmel, gemahlen

1 EL Butter

1 EL Haferflocken
etwa ¼ l Wasser-Milch-Gemisch
250 g Zwiebeln, klein geschnitten

● Weizen- und Roggenmehl, Trockenhefe, Ei, Meersalz, Kümmel, Butter, Haferflocken und das Wasser-Milch-Gemisch in
eine Schüssel geben und mit Knethaken fest kneten und ruhen lassen. Inzwischen die Zwiebel anrösten, in den Teig rühren und gut durchkneten. Brötchen formen, auf das Blech setzen und gehen lassen. Bei 180 °C 25 bis 30 Minuten backen.

Donnerstag

Frühstück

**Vollkornbrötchen mit Belag
nach Wahl und Tee
(am besten Stoffwechseltee)**

siehe 1. Woche, Donnerstag

Mittag

**Sellerieschnitzel, Kartoffelkressesalat
und Remouladensauce,
Sanddorncreme als Nachspeise**

Sellerieschnitzel:
8 Selleriescheiben, 1,5 cm dick
   an 3 Seiten eingeschnitten
½ l Milch-Wasser-Gemisch
4 Scheiben Käse
wenig Öl

- Die Selleriescheiben im Milchwasser kochen, dann abtropfen lassen. Zwischen 2 Scheiben Sellerie 1 Scheibe Käse legen. Das Ganze im Backteig wenden und in der Pfanne mit wenig Öl backen.

Backteig:
1 Tasse Milch
2 Eier

Kräutersalz
Muskat
Tamari
Carissa
1 Tasse Dinkel, fein gemahlen

- Milch, Eier, Kräutersalz, Muskat, Tamari und Carissa gut verrühren und abschmecken. Dinkelmehl einrühren, so dass ein flüssiger Teig entsteht.

Remouladensauce:
1 Eigelb
1 TL süßer Senf
6 EL Distelöl
Saft von etwa ½ Zitrone
Carissa
1 Zwiebel, fein geschnitten
1 TL Kapern, fein gehackt

- Eigelb und süßen Senf gut verrühren und tropfenweise in das Distelöl einrühren. Mit Zitronensaft nach Bedarf, Carissa und Zwiebel würzen und fein gehackte Kapern unterrühren. Die Sauce wird zu den Sellerieschnitzeln gereicht.

Kartoffelkressesalat:
6 Kartoffeln
1 Zwiebel, klein geschnitten
4 EL Kresse

1 EL Distelöl

Carissa nach Geschmack

etwas Apfelessig, mit Wasser vermischt

- Kartoffeln kochen, schälen und noch warm in Scheiben schneiden. Zwiebelstücke, Kresse, Distelöl, Carissa, Apfelessigwasser dazugeben, umrühren und schön saftig anrichten.

Sanddorncreme:

250 g Quark (Topfen)

1 Becher Sauerrahm

7 EL Sanddornmus

1 EL Honig

2 EL Haferflocken, geröstet

- Quark und Sauerrahm gut verrühren. Sanddornmus und Honig dazugeben. Geröstete Haferflocken vor dem Servieren darüberstreuen.

Abend

Kartoffelcremesuppe mit Majoran

1 Zwiebel, klein geschnitten

1 l Wasser

5 Kartoffeln, in Scheiben geschnitten

½ Stange Lauch, geschnitten

½ TL Kümmel, gemahlen

1 Lorbeerblatt

1 Muskatblüte
Carissa
Meersalz
Majoran
Saft von etwa ½ Zitrone
2 EL Schlagsahne

- Zwiebel ohne Fett anrösten und mit Wasser aufgießen. Kartoffelscheiben, Lauch, Kümmel, Lorbeerblatt sowie Muskatblüte dazugeben und 15 Minuten kochen. Lorbeerblatt und Muskatblüte wieder entfernen. Mit Carissa, Meersalz, Majoran, Zitronensaft nach Geschmack und Schlagsahne verfeinern und pürieren.

Freitag

Frühstück

Warmes Dinkelmüsli und Stoffwechseltee
siehe 2. Woche, Montag

Mittag

Blumenkohl überbacken mit Bouillonkartoffeln, Maisgericht mit Äpfeln

Blumenkohl überbacken:

1 großer oder 2 kleine Blumenkohl

1 Tasse leicht gesalzenes Wasser

¼ l Sauerrahm

Kräutersalz

Carissa

Paprika edelsüß

1 Eigelb

100 g geriebener Käse oder Schinkenstreifen

frische Petersilie zum Bestreuen

- Blumenkohl im Salzwasser knapp gar kochen, in Röschen zerteilen und in eine gefettete Auflaufform geben. Sauerrahm, Kräutersalz, Carissa, Paprika und Eigelb mit geriebenem Käse verrührt über den Blumenkohl gießen. Wahlweise können Sie auch Schinkenstreifen über die Blumenkohlröschen legen. Alles mit frischer Petersilie bestreuen. Bei 160 °C 20 Minuten im Heißluftherd überbacken.

Bouillonkartoffeln:

8 Kartoffeln, in 1 cm große Würfel geschnitten

½ l Hefebrühe

Carissa

Butterflocken

1 Bund Petersilie

- Kartoffelwürfel in der Hefebrühe kochen. Carissa, Butterflocken und viel Petersilie zum Würzen verwenden.

info Das Maisgrießrezept können Sie auch als Hauptgericht genießen.

Maisgericht:

120 g Maisgrieß

³⁄₈ l Milch

4 Eier

Zimt

2 EL Rosinen

1 Prise Meersalz

1 Vanillestange

120 g Butter

5 große Äpfel, grob geraffelt

Pflaumenmus

- Maisgrieß mit Milch 2 Stunden ansetzen. Dann Eier, Zimt, Rosinen, Meersalz und Vanille dazugeben. Butter auf einem Backblech zergehen lassen. Die grob geraffelten Äpfel darübergeben und 15 Minuten im Backofen braten. Das Maisgrießgemisch auf die Äpfel verteilen. 10 Minuten im Ofen weiterbacken. Mit Pflaumenmus servieren.

Abend

Basensuppe mit Grünkernnockerl

Basensuppe:
siehe 1. Woche, Dienstag

Grünkernnockerl:
50 g Butter
Kräutersalz
Muskat
1 Ei
100 g Grünkernschrot

- Butter schaumig rühren, mit Kräutersalz und Muskat würzen. Dann Ei und Grünkernschrot einrühren. Die Masse ½ Stunde ruhen lassen. Kleine Nockerl formen und in die Suppe geben. ½ Stunde kochen.

Samstag

Frühstück

**Joghurt-Kleie-Brot mit Auflage
nach Wahl
und Stoffwechseltee**
Joghurt-Kleie-Brot:
siehe 3. Woche, Mittwoch

Mittag

Salat vital, Gemüsetarte
Salat vital mit Sauce:
250 g milchsaures Sauerkraut,
    klein geschnitten
1 Apfel, in Würfel geschnitten
1 EL Weizenkeime
1 EL Sojakeime
1 EL Löwenzahn, klein geschnitten
2 EL junge Zwiebeln, geschnitten

- Die Zutaten mischen und mit Sauce übergießen.

Sauce:
1 Becher Crème fraîche
4 EL Mayonnaise

- Crème fraîche mit Mayonnaise anrühren.

Gemüsetarte:

250 g Dinkel, gemahlen

125 g Butter

2 Eigelb

1 Prise Meersalz

2 EL kaltes Wasser

100 g Käse, fein gerieben

etwas Öl für die Backform

- Die Zutaten schnell zu einem Teig verarbeiten und 30 Minuten kalt stellen. Dann durchkneten und eine geölte Form damit auslegen. Mit einer Gabel mehrmals einstechen und 15 Minuten im vorgeheizten Rohr bei 170 °C vorbacken.

Füllung:

350 g Karotten, in Scheiben geschnitten

600 g Lauch, in Ringe geschnitten

1 Zwiebel, klein geschnitten

400 g Brokkoli

1/8 l Schlagsahne

2 EL Olivenöl

1 Eigelb

2 Eier

1 Becher Crème fraîche

2 EL Parmesan

200 g Käse in kleinen Würfeln

Pfeffer

Carissa nach Geschmack

- Karottenscheiben leicht dünsten, Lauch und Zwiebel zart garen. Brokkoli leicht kochen und gut abtropfen lassen. Die Gemüse mischen und in die vorgebackene Tarte füllen. Schlagsahne, Olivenöl, Eigelb und Eier, Crème fraîche, Parmesan und die Käsewürfel verrühren. Nach Geschmack mit Pfeffer und Carissa würzen und diese Masse über die Gemüsefüllung geben. Auf unterster Stufe (150 °C, nicht im Heißluftherd) 20 bis 30 Minuten backen.

Abend

Hausbrot, belegt mit Käse und Schinken
750 g Weizenmehl, 500 g Roggenmehl
250 g Buttermilch
25 g Meersalz
²/₃ l warmes Wasser
2 Päckchen Trockenhefe
2 EL Brotgewürz, gemahlen

- Alle Zutaten gut miteinander vermischen und kneten, bis sich der Teig von den Händen löst. 8 Stunden (über Nacht) gehen lassen, anschließend 1 ½ Stunden bei 180 °C backen.

info   Denken Sie daran, dass der Teig für das Brot lange gehen muss. Sie können das Brot aber auch bei Ihrem Vollwertbäcker kaufen.

253

Sonntag

Frühstück

Milchbrot mit Belag nach Wahl, dazu Stoffwechseltee

siehe 1. Woche, Sonntag oder

Brot oder Müsli nach Wahl

aus den Rezepten

Mittag

Waldorff-Cocktail, Kohlschnitzel mit Schnittlauchflip und Putenbrust, Apfelkuchen

Waldorff-Cocktail:

½ Sellerie, in feine Streifen geschnitten

1 bis 2 Äpfel

1 bis 2 Birnen

1 Ananas, alles in Würfel geschnitten

2 EL Mayonnaise

½ Tasse Sauermilch

Walnüsse zum Verzieren

1 Kopf grüner Salat

- Mayonnaise und Sauermilch gut vermischen, Selleriestreifen, Apfel-, Birnen- und Ananaswürfel daruntergeben. Mit Walnüssen verzieren und auf dem grünen Salat anrichten.

Kohlschnitzel mit Schnittlauchflip:
1 Kohlkopf (Wirsing), in Blätter zerteilt

- Kohlkopf im kochenden Wasser blanchieren, aus dem Wasser nehmen, auskühlen lassen, dann die Blätter füllen.

Füllung und Backteig:
3 Tassen gekochter Reis
½ Zwiebel, geschnitten
300 g Champignons, geschnitten
Carissa
Petersilie
1 Ei
2 EL Vollkornmehl
Tamari
½ Tasse Semmelbrösel
Öl zum Backen

- Zwiebel zusammen mit Champignons dünsten, mit dem Reis mischen. Carissa und Petersilie zum Würzen verwenden. Diese Füllung in zweilagige Kohlblätter füllen, fest zusammendrücken. Dann in einer Mischung aus Vollkornmehl, Ei mit Carissa und Tamari gewürzt auf einem Teller wenden. Auf einem nächsten Teller in Brösel wenden. In Öl ausbacken.

Schnittlauchflip:
2 EL Mayonnaise
4 EL Joghurt

2 EL Schnittlauch

Carissa

- Mayonnaise mit Joghurt anrühren. Dann Schnittlauch dazugeben, mit Carissa würzen und zu dem Gemüse reichen.

Putenbrust:

Putenbrust – je nach Fleischhunger

Rosmarin

1 Prise Meersalz

Pfeffer nach Geschmack

- Putenbrust mit Rosmarin und Meersalz würzen, kräftig anbraten, pfeffern, aus der Pfanne nehmen und sofort mit dem Gemüse servieren.

Apfelkuchen:

600 g Weizen, fein gemahlen

300 g Butter, davon etwas als Butterflocken

1 Ei

2 EL Milch

180 g Honig

1 ½ kg Äpfel, klein gehobelt

2 bis 3 EL Birnex

100 g Rosinen

Schlagsahne je nach Bedarf zum Servieren

• Weizenmehl mit 300 g Butter vermengen. Ei (etwas Ei zum Bestreichen zurückbehalten), Milch sowie Honig einarbeiten und kühl stellen. Die Hälfte des Teiges auswalken und in eine große runde Tortenform geben. Mit gehobelten Äpfeln, Birnex, Rosinen und einigen Butterflocken belegen. Die andere Teighälfte darübergeben. Mit Ei bestreichen und 40 bis 50 Minuten backen. Ausgekühlt mit Schlagsahne servieren.

Abend

Karottencremesuppe oder Leinsamenbrötchen mit Knoblauchbutter

Karottencremesuppe:

1 Zwiebel, klein geschnitten

1 l Wasser

200 g Brokkoliröschen

4 Karotten in Scheiben

1 Prise Kümmel, gemahlen

Carissa

Meersalz, Muskat

etwas Butter

etwas Rahm

• Zwiebel ohne Fett anrösten und mit Wasser aufgießen. Karottenscheiben dazugeben und mit Kümmel 10 Minuten kochen, dann Brokkoli dazugeben und 5 Minuten weiterkochen. Mit Carissa, Meersalz, Muskat, Butter und Rahm würzen, pürieren und servieren.

Leinsamenbrötchen:

600 g Weizen, fein gemahlen

400 g Dinkel, fein gemahlen

100 g Leinsamen

etwa ¾ l warme Milch

2 TL Meersalz

1 TL Kümmel

Koriander

50 g zerlassene Butter

1 bis 2 Päckchen Trockenhefe

Milch zum Bestreichen

2 EL Sesam

- Alle Zutaten außer dem Sesam vermengen, fest kneten und gehen lassen. Der Teig soll nicht fest sein. Die Masse verdoppelt sich. Brötchen oder Zöpfchen formen, mit Milch bestreichen und mit Sesam bestreuen. 20 bis 30 Minuten bei Mittelhitze backen. Diese Masse ergibt ca. 40 Brötchen.

Knoblauchbutter:

150 g Butter

1 EL Sanddornmus mit Honig

Cenovis

5 Knoblauchzehen, zerdrückt

- Butter und Sanddornmus schaumig rühren. Mit Cenovis abschmecken und Knoblauch hineindrücken.

4. WOCHE

Montag

Frühstück

Warmes Dinkelmüsli und Stoffwechseltee
siehe 2. Woche, Montag

Mittag

Griechischer Cocktail, Gemüseomelette überbacken
Griechischer Cocktail:
2 Zwiebeln, in Ringe geschnitten
4 Tomaten, in Viertel geschnitten
1 Gurke in Würfeln, 1 grüner Salatkopf
100 g Schafskäse
2 EL Sesam

- Zwiebelringe, Tomatenviertel und Gurkenwürfel ansprechend auf grünem Salat anrichten. Mit Sauce übergießen und mit in Scheiben geschnittenem Schafskäse und Sesam garnieren.

Sauce:
1 Becher Sauerrahm
4 EL Mayonnaise
1 TL Zitronensaft
Carissa

- Sauerrahm und Mayonnaise miteinander verrühren. Mit Zitronensaft und Carissa abschmecken.

Omelette:

1 Tasse Milch

2 Eier

1 Messerspitze Muskat

½ TL Tamari, ½ TL Meersalz

1 EL Kräuter (je nach Jahreszeit), fein geschnitten

½ Tasse Dinkel, fein gemahlen

- Alle Zutaten verrühren und ½ Stunde ruhen lassen. Dann in einer Edelstahlpfanne 4 Omelettes backen (ohne Fett).

Füllung:

1 große Zwiebel, in Ringe geschnitten

Gemüse (z. B. Kraut, Zucchini, Karotten, Lauch), fein geschnitten

100 g Mais (tiefgekühlt)

100 g Käsewürfel

Würzmischung (z. B. Frugola oder Delicata)

Butterflocken

- Zwiebel ohne Fett in einer Edelstahpfanne anrösten, dann Gemüse kurz dünsten und Mais und Käsewürfel untermischen, mit Würzmischung und Butterflocken würzen. Mit dieser Masse die Omelettes füllen, einrollen und in eine Auflaufform schichten, mit Rahmsauce übergießen und 15 Minuten bei Mittelhitze backen.

Rahmsauce:
1/8 l Süßrahm, 1/8 l Milch
1 Ei, 1 Eidotter
Cenovis
Petersilie

• Alles gut verrühren und über die Omelettes gießen.

Abend

Lauchsuppe mit Käsebrötchen
1 Zwiebel, fein geschnitten
500 g Lauch, in feine Streifen geschnitten
1 l Wasser, 1 Gemüsebrühwürfel
1 Tasse Schlagsahne

• Zwiebel und Lauch ohne Fett anrösten, mit Wasser aufgießen. Gemüsebrühwürfel dazugeben und aufkochen. Nach 10 Minuten Kochzeit abschalten und Schlagsahne einsprudeln lassen. Dazu Käsebrötchen servieren.

Käsebrötchen:
Scheiben vom Hausbrot (oder ein anderes,
    eventuell gekauftes Vollwertbrot)
einige Scheiben Käse

• Hausbrotscheiben im Backofen vortoasten, mit Käse belegen und nochmals überkrusten.

Dienstag

Frühstück

Joghurt-Kleie-Brot und Stoffwechseltee
siehe 3. Woche, Mittwoch

Mittag

**Linsensuppe, Apfeltopfenauflauf
mit Vanillesauce**
Linsensuppe:
150 g Linsen
1 l Hefebrühe
1 EL Apfelessig
2 Stangen Lauch, in Ringe
 geschnitten
1 Karotte, klein geschnitten
1 Lorbeerblatt
Carissa
Meersalz
Pfeffer
etwas Senf
Butter
Petersilie zum Bestreuen

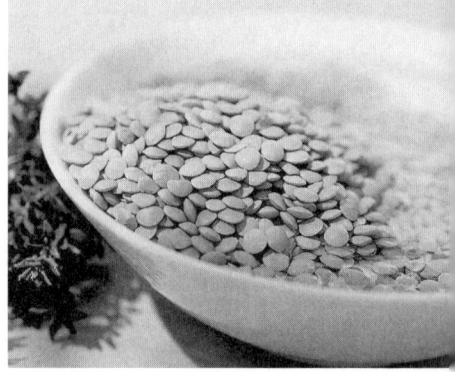

- Linsen, die vorher 1 Stunde eingeweicht wurden, in Hefebrühe mit Apfelessig 20 Minuten kochen, dann Lauch sowie Karotte dazugeben und noch 10 Minuten kochen. Das Lorbeerblatt mitkochen und vor dem Essen wieder herausnehmen. Mit Carissa, Meersalz, Pfeffer, etwas Senf und Butter würzen und mit Petersilie servieren.

Apfeltopfenauflauf:

150 g Butter

100 g Honig

4 Eigelb

4 Eiweiß, steif geschlagen

4 Vollkornbrötchen

½ l Milch, 400 g Quark

4 Äpfel, geschnitten

1 Vanillestange, entmarkt

● Butter und Honig schaumig rühren. Eigelb dazugeben. Vollkornbrötchen in Milch einweichen und ausgedrückt mit Quark und Apfelstücken gut vermischen. Mit Vanille würzen und den Eischnee darunterheben. Die Masse in eine gefettete Auflaufform geben und 40 Minuten bei 180 °C backen. Mit Vanillesauce servieren.

Vanillesauce:

½ l Milch

1 EL Puddingpulver (aus dem Reformhaus)

1 Vanillestange

1 TL Agar-Agar

2 bis 3 EL Ahornsirup

1 bis 2 Eigelb

> **tipp** Sie können das Pulver für die Vanillesauce auch im Reformhaus kaufen und wie Pudding zubereiten.

- Milch aufkochen, Puddingpulver, Vanille sowie Agar-Agar einstreuen, gut durchrühren und nochmals aufkochen. Wenn die Masse etwas ausgekühlt ist, mit Ahornsirup und Eigelb verfeinern.

Abend

Frühlingszwiebelsuppe mit Grünkern

1 Zwiebel, klein geschnitten
1 l Wasser
1 Karotte, fein geraspelt
½ Petersilienwurzel, gewürfelt
1 Stück Sellerie, klein geschnitten
2 EL Grünkernschrot
Carissa
Tamari
Meersalz
Distelöl

- Zwiebel ohne Fett anrösten und mit Wasser aufgießen. Das Gemüse dazugeben und 15 Minuten kochen. Dann Grünkernschrot einstreuen und 10 Minuten ziehen lassen. Mit Carissa, Tamari, Meersalz und Distelöl würzen.

Mittwoch

Frühstück

Warmes Dinkelmüsli und Stoffwechseltee
siehe 2. Woche, Montag

Mittag

Kartoffelgemüsebratling mit Brokkolicreme
500 g Kartoffeln

1 Ei

1 Eigelb

Carissa nach Geschmack

Kräutersalz nach Geschmack

Muskat

1 EL Butter

1 Tasse Gemüse (Karotten, Lauch, Mais), klein geschnitten

2 EL geriebener Käse

etwa 200 g Dinkel, fein gemahlen

- Gekochte Kartoffeln heiß schälen und zerdrücken, mit Dinkelmehl, Eigelb und Ei zu einem Teig verrühren. Das Gemüse leicht dünsten. Alles gut vermischen und würzen. Kleine Laibchen formen und auf beiden Seiten goldgelb braten. Mit Brokkolicreme servieren.

Brokkolicreme:
300 g Brokkoli

$\frac{1}{8}$ l Gemüsebrühe

Muskat

Carissa

1 TL Maizena

etwas Schlagsahne zum Verfeinern

- Brokkoli in der Gemüsebrühe kochen, pürieren, mit Muskat, Carissa, Maizena und Schlagsahne verfeinern.

info Statt Maizena können Sie auch Pfeilwurzelmehl verwenden.

Abend

Süße Hirse

200 g Hirse, heiß gewaschen

0,4 l Wasser-Milch-Gemisch

1 Prise Meersalz

$\frac{1}{8}$ l Schlagsahne

100 g Honig oder Agavensirup

1 Prise Zimt

1 Prise Vanille

1 Ei

1 EL geriebene Zitronenschale

Früchte zum Belegen

2 Eiweiß, steif geschlagen

2 EL Ahornsirup
Fett für die Auflaufform

• Hirse im Wasser-Milch-Gemisch mit Meersalz aufkochen und
25 Minuten quellen lassen. Schlagsahne mit Honig oder Agavensirup, Zimt und Vanille, Ei und Zitronenschale gut anrühren und unter die Hirse mischen. Die Hälfte der Hirsemasse
in eine gefettete Auflaufform geben und mit Früchten belegen. Mit der restlichen Hirse abdecken und 20 Minuten überbacken. Zum festen Eiweiß langsam Ahornsirup dazugeben,
noch einmal aufschlagen, auf die Hirse streichen und nochmals
5 Minuten überbacken.

tipp Besonders gut zum Belegen eignen sich Äpfel, Aprikosen, Johannisbeeren oder Kirschen.

Donnerstag

Frühstück

Vollkornbrötchen und Stoffwechseltee
siehe 1. Woche, Donnerstag

Mittag

Rote-Bete-Rohkost, Brie im Kräutermantel
Rote-Bete-Rohkost:
2 Rote Bete
2 Äpfel
2 Karotten, alles gerieben
1 EL Zitronensaft
100 g Endivien
1 rosa Grapefruit
2 EL Weizenkeime

- Rote Bete, Äpfel, Karotten, Endivien und rosa Grapefruit auf einem Teller anrichten. Zitronensaft und Weizenkeime darübergeben und mit einem Krendip servieren.

Krendip:
100 g Quark
3 EL Schlagsahne
3 EL Milch
2 EL Mayonnaise
2 EL Kren (Meerrettich)

Tamari
wenig Apfelessig
Carissa

- Quark, Schlagsahne, Milch und Mayonnaise verrühren, dann Kren, Tamari, wenig Apfelessig und Carissa zum Würzen dazugeben.

Brie im Kräutermantel:
240 g Dinkel, fein gemahlen
3 Eier
½ TL Meersalz
etwas Muskat
etwa ¼ l Milch
einige Scheiben Brie

- Einen sehr flüssigen Dinkelomeletteteig aus Dinkelmehl, Eigelb, Meersalz, etwas Muskat und Milch rühren. Dann steifen Eischnee darunterheben und 30 Minuten ruhen lassen. In eine heiße Edelstahlpfanne den Teig einlaufen lassen, einige Scheiben Brie darauflegen und zusammenklappen. 5 Minuten nachdünsten und die Omelettes sofort servieren.

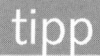 **tipp**   Dazu passt grüner Salat.

Abend

Zucchinicremesuppe

1 Zwiebel, klein geschnitten

1 l Wasser

4 Kartoffeln, in Scheiben geschnitten

1 Karotte, in Scheiben geschnitten

1 Scheibe Sellerie

300 g Zucchini, in Scheiben geschnitten

1 Lorbeerblatt

2 EL Schlagsahne

etwas Butter

Carissa

Meersalz

Petersilie zum Bestreuen

- Zwiebel ohne Fett anrösten und mit Wasser aufgießen. Kartoffel-, Karotten-, Sellerie- und Zucchinischeiben sowie Lorbeerblatt dazugeben, 20 Minuten kochen. Das Lorbeerblatt wieder entfernen, die Suppe pürieren und mit Schlagsahne, Butter, Carissa und Meersalz würzen, mit Petersilie servieren. Obenauf ein Sahnetupfer.

info Zucchini haben nur sehr wenig Kalorien und sind wesentlich wasserärmer, aber viel mineral- und vitaminreicher als die nahe verwandte Gurke.

Freitag

Frühstück

Joghurt-Kleie-Brot mit Belag nach Wahl, dazu Stoffwechseltee

siehe 3. Woche, Mittwoch

Mittag

Hirseauflauf pikant

200 g Hirse, heiß gewaschen

1 l Gemüsebrühe

2 TL Butter

1 Kräutermischung (tiefgefroren oder frisch)

2 Stangen Lauch, in Ringe geschnitten

2 Tomaten, in Scheiben geschnitten

300 g Pilze, geschnitten

Kräutersalz

Carissa

3 Eier

200 g geriebener Käse

¼ l Sauerrahm

3 El Schlagsahne

Butter für die Auflaufform

- Hirse in der Gemüsebrühe aufkochen und quellen lassen. Butter und die Hälfte des geriebenen Käses daruntermischen. Die Hälfte der Hirse mit einer Kräutermischung vermischen und in eine gebutterte Auflaufform geben. Lauch, Tomaten und Pilze ohne Fett andünsten, mit Kräutersalz und Carissa würzen, mit der anderen Hirsehälfte vermischen und in die Form füllen. Eier, restlichen geriebenen Käse, Sauerrahm und Schlagsahne gut verrühren und über den Hirsebrei geben. Bei 180 °C 30 bis 40 Minuten im Rohr backen.

 Hirse ist reich an Silizium.

Abend

Currysuppe

3 EL Weizenmehl

1 l Milch

1 Zwiebel, klein geschnitten

Carissa

1 Prise Meersalz

Tamari

Currypulver

etwas Knoblauch

⅛ l Schlagsahne

1 TL Honig

1 EL gerösteter Sesam

• Weizenmehl in einer Edelstahlpfanne ohne Fett rösten und abkühlen lassen, dann Milch unter Rühren dazugeben und aufkochen lassen. Zwiebel ohne Fett anrösten und zur Milch geben, 5 Minuten leicht kochen lassen. Mit Carissa, Meersalz, Tamari, Currypulver und einer Spur Knoblauch würzen. Schlagsahne steif schlagen, mit Honig mischen und im Teller auf die Suppe geben. Vor dem Servieren mit geröstetem Sesam bestreuen.

info Currypulver heißt auch »Löffelgewürz«, weil man gleich am Anfang einen Löffel in das Gericht geben soll. Dosieren Sie die Currygabe je nach verwendeter Currymischung. Die Mischungen können sehr verschieden sein.

Samstag

Frühstück

Warmes Dinkelmüsli und Stoffwechseltee
siehe 2. Woche, Montag

Mittag

Pilzsauce mit Majoran und Wildreis,
Rote Grütze

Pilzsauce:
1 Zwiebel, klein geschnitten
500 g Pilze (Champignons, Austernpilze,
   Pfifferlinge, Steinpilze), geschnitten
Majoran
1 EL Zitrone
Carissa
Muskatblüte
2 EL Sauerrahm
eventuell etwas Pfeilwurzelmehl
   oder Maizena zum Binden

- Zwiebel ohne Fett anrösten, dann Pilze dazugeben und kurz anbraten. Mit Majoran, Zitrone, Carissa, Muskatblüte und Sauerrahm würzen. Eventuell mit etwas Pfeilwurzelmehl binden. Muskatblüte wieder entfernen. Wildreis dazu servieren.

Wildreis:

1 ½ Tassen Wildreismischung

3 Tassen kochende Gemüsebrühe

- Wildreismischung ohne Fett im Edelstahltopf anrösten (darf nicht braun werden), mit kochender Gemüsebrühe aufgießen und 40 Minuten leicht kochen und quellen lassen.

Rote Grütze:

½ l Kirschmuttersaft (Kirschsaft)

1 TL Agar-Agar

1 Vanillestange, fein geschnitten

1 Tasse Früchte (z. B. Erdbeeren, Heidelbeeren)

Birnex oder Honig nach Geschmack

1 Becher Schlagsahne, steif geschlagen

- Kirschmuttersaft aufkochen, Agar-Agar und Vanille einrühren. Früchte dazugeben. Mit Birnex oder Honig süßen, in eine ausgespülte Form gießen und erkalten lassen. Mit Schlagsahne servieren.

Abend

Buchweizensuppe

1 Zwiebel, klein geschnitten

1 l Wasser

1 Stange Lauch, in Ringe geschnitten

1 Stück Sellerie, klein geschnitten

3 EL Buchweizenmehl

Carissa

Meersalz

4 EL Brennnesselspitzen

2 EL Schnittlauch

4 Scheiben Brot mit Butter

bei Fleischhunger:

4 Scheiben Putenschinken

- Zwiebel ohne Fett anrösten und mit Wasser aufgießen. Lauch und Sellerie dazugeben und aufkochen. Buchweizenmehl ohne Fett anrösten, in die Suppe rühren und 10 Minuten quellen lassen. Mit Carissa und Meersalz würzen und mit Brennnesselspitzen und Schnittlauch servieren. Dazu eventuell eine Scheibe Brot mit Butter (und Putenschinken).

Sonntag

Frühstück

**Grahambrötchen mit Belag nach Wahl
und Stoffwechseltee**

siehe 3. Woche, Montag

Mittag

**Krautroulade mit pikanter Füllung
und Tomatensauce, Biskuittorte**

Krautrouladen:

1 kleiner Weißkohlkopf

4 Tassen kochendes Wasser

- Weißkohlkopf in kochendes Wasser legen, wenn die Blätter weich geworden sind, diese nach und nach vorsichtig ablösen. 2 Blätter aufeinanderlegen und mit pikanter Fülle füllen.

Füllung:

2 Tassen gekochter Reis

1 Tasse gekochter Grünkern

1 Zwiebel, klein geschnitten

250 g Pilze, gedünstet

100 g Käse, würfelig geschnitten

Petersilie, fein gehackt

Carissa

Tamari

Kräutersalz

1 Tasse Gemüsebrühe

- Alle Zutaten gut miteinander vermischen. Die Krautblätter damit füllen, zusammenrollen, in eine gefettete Form geben und bei Mittelhitze 20 Minuten backen. Mit einer Tasse Gemüsebrühe langsam aufgießen. Zu den Krautrouladen Tomatensauce servieren.

tipp Statt der pikanten Gemüsefüllung können Sie auch eine Füllung aus 2 Tassen gekochtem Reis und 350 bis 400 g Kalbshackfleisch, gewürzt mit Tamari, Carissa, Salz und Pfeffer und einem Ei verwenden.

Tomatensauce:

2 Zwiebeln, geschnitten

2 Knoblauchzehen, geschnitten

1 Tasse Wasser

6 bis 8 reife Tomaten in Scheiben (oder passierte Tomaten aus
dem Reformhaus)

1 Lorbeerblatt

½ TL Oregano

1 Stück Zitronenschale

Pfeffer

Kräutersalz

etwas Olivenöl

etwas Tamari
etwas Apfelessig

- Zwiebeln und Knoblauchzehen ohne Fett anrösten und mit einer Tasse Wasser aufgießen. Tomatenscheiben oder passierte Tomaten, Lorbeerblatt, Oregano, Zitronenschale, Pfeffer und Kräutersalz dazugeben und 30 Minuten köcheln. Dann das Lorbeerblatt und die Zitronenschale entfernen und mit Olivenöl, Tamari und Apfelessig würzen.

Biskuittorte:
6 Eigelb
250 g Honig oder Birnex
5 EL heißes Wasser
300 g Dinkel, ganz fein gemahlen
1 TL Backpulver
6 Eiweiß, steif geschlagen

- Eigelb mit Honig oder Birnex sehr schaumig schlagen, langsam heißes Wasser dazugeben. Dann Dinkelmehl und Backpulver nach und nach einrühren. Steifen Eischnee unter die Masse heben. Das Ganze in eine gefettete Tortenform füllen und 20 bis 30 Minuten bei Mittelhitze backen und auskühlen lassen.

Tortenfüllung:
1 Tasse getrocknete Birnen
½ Tasse getrocknete Pflaumen
1 Tasse getrocknete Marillen (Aprikosen)

warmes Wasser nach Bedarf
4 EL Johannisbeergelee
Schlagsahne zum Verzieren

- Getrocknete Birnen, Pflaumen und Marillen am Vortag in ein Schraubglas geben und mit warmem Wasser bedecken. Die eingeweichten Früchte dann pürieren und als Creme für die Torte verwenden. Die Torte ein- bis zweimal durchschneiden, mit der Fruchtcreme bestreichen und zusammensetzen. Obenauf mit Johannisbeergelee bestreichen und mit Schlagsahne verzieren.

Abend

Hausbrot, belegt mit Käse und Schinken
siehe 3. Woche, Samstag

- Käse und Schinken nach eigener Wahl

EINE LANGFRISTIGE ERNÄHRUNGS-UMSTELLUNG

Wir sind am Ende unserer vierwöchigen Vollwertküche. Ich wünsche Ihnen, dass Sie erkennen, wie köstlich und schmackhaft Vollwertspeisen sein können. Natürlich gäbe es noch viele andere Rezepte, besonders, wenn ich an die verschiedenen Sorten Brötchen, Kuchen, Torten und Süßspeisen denke.

Eines will ich noch besonders hervorheben: Es sind dies alles Rezepte für die ganze Familie und keine Abnehmdiät. Diese Speisen belasten den Körper aber nicht, so dass eine Entschlackung mit den Mineralstoffen nach Dr. Schüßler nicht gestört wird. Die Suppen am Abend unterstützen eher noch das Ausscheiden der Schadstoffe, besonders über die Harnwege. Die Rezepte sind fettarm gehalten. Sie sollten sich unbedingt an das Anrösten ohne Fett gewöhnen und überhaupt auch bei den anderen Rezepten stets so wenig Fett wie möglich einsetzen.

Bedenken Sie, dass Vollwertküche einen guten Verdauungswiderstand hat und die Sättigung daher lange anhält. Um dieses Sättigungsgefühl mit kleinen Mengen an Essen zu erreichen, ist es unbedingt notwendig, jeden Bissen langsam, etwa 20-mal, zu kauen. Für Ihre Portion sollten Sie 20 bis 25 Minuten Zeit in Anspruch nehmen, erst dann signalisiert Ihr Magen Sättigung.

Versuchen Sie, Ihre Portionen schrittweise zu verringern, bis Sie ungefähr mit der Hälfte Ihrer Ursprungsmenge auskommen. Dauerhaftes Abnehmen gelingt nur, wenn Sie eine konzertierte Umstellung Ihrer Lebensumstände, wie in diesem Buch beschrieben, durchführen. Dazu gehört natürlich auch eine gute Portion Wille und in weiterer Folge das entsprechende Handeln.

Ich wünsche Ihnen, dass Ihnen mit unserem Buch das alles gelingt!

VORTRÄGE, SEMINARE, AUSBILDUNG, AUSKÜNFTE:

Gesellschaft für Biochemie nach Dr. Schüßler und Antlitzanalyse (GBA), Brucker Bundesstraße 31, A-5700 Zell am See
Tel 0043/(0)65 42/5 50 44 18
Internet www.gba.at
E-mail gba@gba.at
Die im Buch genannten Produkte erhalten Sie in gut sortierten Schüßler-Apotheken.

ADLER PHARMA®
Die Adler Pharma ist ein Arzneimittelgroßhandel und spezialisiert auf die Biochemie nach Dr. Schüßler und die Produktion von Mineralstoff-Salben, -Gelen und -Cremegelen sowie von Mineralstoff-Körperprodukten, den Adler Topics. Eine umfangreiche Informationsplattform zur Biochemie nach Dr. Schüßler bietet Ihnen die Homepage der Adler Pharma:

www.schuessler-mineralstoffe.at

Auskünfte zum Bezug der angeführten Produkte:
Telefon: 0043 (0) 65 42/5 50 44
Fax: 0043 (0) 65 42/55 04 44
E-mail: adler-pharma@schuessler-mineralstoffe.at

LITERATUR

Von den Autoren Thomas Feichtinger und Susana Niedan-Feichtinger sind zum Thema »Mineralstoffe nach Dr. Schüßler« folgende Bücher erschienen:

Feichtinger, Thomas/Niedan, Susana, Mandl, Elisabeth: *Handbuch der Biochemie.* Stuttgart 2005. ISBN 978-3-8304-7223-0

Feichtinger, Thomas/Niedan, Susana: *Antlitzanalyse in der Biochemie nach Dr. Schüßler.* Der Bildatlas. Stuttgart 2007. ISBN 978-3-8304-7270-4

Feichtinger, Thomas: *Psychosomatik und Biochemie nach Dr. Schüßler.* Stuttgart 2003. ISBN 978-3-8304-7160-8

Feichtinger, Thomas: *Biochemie nach Dr. Schüßler bei Hautkrankheiten und Allergien.* Stuttgart 2005. ISBN 978-3-8304-7193-6

Feichtinger, Thomas/Niedan, Susana: *Schüßler für Körper und Seele.* Stuttgart 2005. ISBN 978-3-8304-2168-9

Feichtinger, Thomas/Niedan, Susana: *Gesund durchs Jahr mit Schüßler-Salzen.* Stuttgart 2001. ISBN 978-3-8304-2064-4

Feichtinger, Thomas/Niedan, Susana: *Gesund abnehmen mit Schüßler-Salzen.* Stuttgart 2007. ISBN 978-3-8304-3374-3

Feichtinger, Thomas/Niedan, Susana: *Praxis der Biochemie nach Dr. Schüßler.* Stuttgart 2004. ISBN 978-3-8304-7211-7

Feichtinger, Thomas/Niedan, Susana: *Schüßler-Salze für Frauen.* Stuttgart 2007. ISBN 978-3-8304-2251-8

Feichtinger, Thomas/Niedan, Susana: *Schüßler-Salze für Ihr Kind.* Stuttgart 2004. ISBN 978-3-8304-2195-5

Feichtinger, Thomas/Niedan, Susana: *Schüßler-Salze kurz & bündig.* Stuttgart 2007. ISBN 978-3-8304-2241-9

Feichtinger, Thomas/Niedan, Susana: *Schüßler Beauty.* Stuttgart 2004. ISBN 978-3-8304-2169-6

Feichtinger, Thomas/Niedan, Susana: *Schüßler-Salze und Ernährung.* Stuttgart 2005. ISBN 978-3-8304-2179-5

Feichtinger, Thomas/Niedan-Feichtinger, Susana: *Das Schüßler-Buch der Lebenskunst.* Stuttgart 2007. ISBN 978-3-8304-2239-6

REGISTER

REZEPTVERZEICHNIS

BILDNACHWEIS